章太炎 著

第二辑

现代著名老中医名著重刊丛书

章太炎医论

人民卫生出版社

图书在版编目(CIP)数据

章太炎医论/章太炎著．—北京：人民卫生出版社，2006.1

(现代著名老中医名著重刊丛书　第二辑)

ISBN 978-7-117-07193-2

Ⅰ.章…　Ⅱ.章…　Ⅲ.医论－中国－近代　Ⅳ.R2－53

中国版本图书馆CIP数据核字(2005)第128217号

现代著名老中医名著重刊丛书

第 二 辑

章 太 炎 医 论

著　　者：章 太 炎

出版发行：人民卫生出版社(中继线 010－59780011)

地　　址：北京市朝阳区潘家园南里19号

邮　　编：100021

E－mail：pmph @ pmph. com

购书热线：010－59787592　010－59787584　010－65264830

印　　刷：三河市宏达印刷有限公司(胜利)

经　　销：新华书店

开　　本：850×1168　1/32　　印张：3.375

字　　数：70千字

版　　次：2006年1月第1版　2023年1月第1版第7次印刷

标准书号：ISBN 978-7-117-07193-2/R·7194

定　　价：9.00元

打击盗版举报电话：010-59787491　E-mail：WQ @ pmph. com

(凡属印装质量问题请与本社市场营销中心联系退换)

出版说明

自20世纪60年代开始，我社先后组织出版了一批著名老中医经验整理著作，包括医论医话等。半个世纪过去了，这批著作对我国近代中医学术的发展产生了积极的推动作用，整理出版著名老中医经验的重大意义正在日益彰显，这些著名老中医在我国近代中医发展史上占有重要地位。他们当中的代表如秦伯未、施今墨、蒲辅周等著名医家，既熟通旧学，又勤修新知；既提倡继承传统中医，又不排斥西医诊疗技术的应用，在中医学发展过程中起到了承前启后的作用。这批著作均成于他们的垂暮之年，有的甚至撰写于病榻之前，无论是亲自撰述，还是口传身授，或是其弟子整理，都集中反映了他们毕生所学和临床经验之精华，诸位名老中医不吝秘术、广求传播，所秉承的正是力求为民除瘼的一片赤诚之心。诸位先贤治学严谨，厚积薄发，所述医案，辨证明晰，治必效验，不仅具有很强的临床实用性，其中也不乏具有创造性的建树；医话著作则娓娓道来，深入浅出，是学习中医的难得佳作，为近世不可多得的传世之作。

由于原版书出版的时间已久，已很难见到，部分著作甚至已成为学习中医者的收藏珍品，为促进中医临床和中医学术水平的提高，我社决定将一批名医名著编为

《现代著名老中医名著重刊丛书》分批出版，以飨读者。

第一辑收录13种名著：

《中医临证备要》　《施今墨临床经验集》
《蒲辅周医案》　《蒲辅周医疗经验》
《岳美中论医集》　《岳美中医案集》
《郭士魁临床经验选集——杂病证治》
《钱伯煊妇科医案》　《朱小南妇科经验选》
《赵心波儿科临床经验选编》《赵锡武医疗经验》
《朱仁康临床经验集——皮肤外科》
《张赞臣临床经验选编》

第二辑收录14种名著：

《中医入门》　《章太炎医论》
《冉雪峰医案》　《菊人医话》
《赵炳南临床经验集》　《刘奉五妇科经验》
《关幼波临床经验选》　《女科证治》
《从病例谈辨证论治》　《读古医书随笔》
《金寿山医论选集》　《刘寿山正骨经验》
《韦文贵眼科临床经验选》
《陆瘦燕针灸论著医案选》

这批名著原于20世纪60年代前后至80年代初在我社出版，自发行以来一直受到读者的广泛欢迎，其中多数品种的发行量都达到了数十万册，在中医界产生了很大的影响，对提高中医临床水平和中医事业的发展起到了极大的推动作用。

为使读者能够原汁原味地阅读名老中医原著，我们在重刊时采取尽可能保持原书原貌的原则，主要修改了原著中疏漏的少量印制错误，规范了文字用法和体例层次，在版式上则按照现在读者的阅读习惯予以编排。此外，为不影响原书内容的准确性，避免因换算造成的人为错误，部分旧制的药名、病名、医学术语、计量单位、现已淘汰的检测项目与方法等均未改动，保留了原貌。对于犀角、虎骨等现已禁止使用的药品，本次重刊也未予改动，希冀读者在临证时使用相应的代用品。

人民卫生出版社

2005 年 10 月

目　录

一、论五脏附五行无定说

自《素问》《八十一难》等以五脏附五行，其始盖以物类譬况，久之遂若实见其然者。然五行之说，以肝为木，心为火，脾为土，肺为金，肾为水。及附之六气，肝为厥阴风木，心为少阴君火，脾为太阴湿土，犹无异也。肺亦太阴湿土，肾亦少阴君火，则与为金为水者殊，已自相乖角矣。五经异义，今文尚书欧阳说：肝木也，心火也，脾土也，肺金也，肾水也。古尚书说：脾木也，肺火也，心土也，肝金也，肾水也。谨按：月令春祭脾，夏祭肺，季夏祭心，秋祭肝，冬祭肾，与古尚书说同。郑氏驳曰：今压病之法，以肝为木，心为火，脾为土，肺为金，肾为水，则有瘳也。若反其术，不死为刚。然据周官疾医以五气、五声、五色眡其死生，郑注云：五气，五脏所出气也。肺气热，心气次之，肝气凉，脾气温，肾气寒。释曰：此据月令牲南首而言。肺在上，当夏，故云肺气热。心在肺下，心位当土，心气亦热，故言次之。肝在心下，近右，其位当秋，故云肝气凉。脾于脏值春，故云温。肾位在下，于脏值冬，故言寒。愚尝推求郑义，盖肺为火故热，心为土故次热，肝为金故凉，脾为木故温，肾为水故寒。此与古尚书说仍无大异。然则分配五行，本非诊治的术，故随其类似，悉可比附。就在二家成说以外，别为配拟，亦未必不能通也。今人拘滞一义，展转推演于藏象病候，皆若言之成理，实则了无所当。是亦可以已矣。

二、论旧说经脉过误

前世解剖之术未精，故说有正经十二，奇经八。由今验之，心合于脉，诸血皆属于心，故血脉悉自心敷布。出于心者为大动脉；返于心者为大静脉，皆旧所谓冲脉是也。自大动脉布于脏腑，其动脉支分无数，返于静脉，以返于大静脉焉。自大动脉布于头手足，此三者左右各有动脉，支分亦无数，返于静脉，以返于大静脉焉。自大静脉复入于心，心又出布于大动脉，谓之大循环。头手足三，左右动脉各一，静脉各一，数亦十二，然与《素问》《灵枢》所谓十二经者，其条列则不同。自心以外，脏腑之脉不与头手足顺接，而头手足之脉亦各不相顺接，其因以周注者，唯大动脉、大静脉为之枢。是故以太阳、太阴诸名摄举脏腑，可也。以为十二经分在手足，内连脏腑，上连头，不可也。且夫人之病也，发热则周身肌肤皆热，厥冷则四肢五指皆冷，曷尝有手足六经之限哉。《伤寒论》所以分六部者，各有所系，名目次第虽袭《内经》，固非以经脉区分也。按《伤寒》太阳等六篇，并不加经字，犹曰太阳部、阳明部耳。柯氏论翼谓经为经界，然仲景本未直用经字，不烦改义。若其云过经不解，使经不传，欲作再经者，此以六日、七日为一经，犹女子月事以一月为经，乃自其期候言，非自其形质言矣。虽然，诊脉之法，不过三部，《伤寒论》仲景自序举寸口、人迎、趺阳为主。寸口即手脉，人迎即头脉，趺阳即足脉。知此三者，手足十二经何取焉？奇经有八，说亦不谛。唯冲脉当以脉名，督脉即中枢神经，任脉在男子即输精管；在女子即输卵管，与脉为血管专名殊矣。带脉举世未有见者，阳跷、阴跷、阳维、阴维皆足膝中筋腱，亦名曰脉，何哉？《素问》称冲脉为十二经之海，是也。考大动脉略分三部，自心左部发原，上行至肺者，曰上行大动脉。自此回曲而下，其势如弧者，曰大动脉弓。自此下膈至尾闾、荐骨之间而尽者，曰下行大动脉。其上下行分出头手足者，皆支也。而大动脉至尾闾，荐骨间别起一大支，自少腹上行至胸而散。《灵枢》云：冲脉者五脏六腑之海也，五脏六腑皆禀焉，其上者出于颃颡。此上行大动脉支分而出于颈以上头者也。渗诸阳，灌诸精，其下者注少阴之大络，出于气街。气街在毛际两旁，大动脉于是毕矣，其说最核。而《素问》、《八十一难》所云冲脉起于气街，挟脐上行至胸中而散者，特其别起之一支也。通言亦为冲脉，别言则为少阴之大络矣。诸此条列不可谓不审谛。然既知冲脉为十二经五脏六腑之海，而反列之奇经，更以其所支分者为正经，此乃以孽夺宗，举卦目而遗纲维也。虽然，诊脉之法，脉经有诊宗气术，其候在左乳下，左乳下当心下端，以此观心之弹血，而冲脉之情可得矣。知诊左乳，所谓冲脉为奇经者，何取焉！

问者曰：《经》称邪中于人，中项则下太阳，中面则下阳明，中颊则下少阳，中于阴者常自跻臂始。此亦分头手足三，而头部专得阳病，手足专得阴病，何也？若云阴脉不上头，此既无其征矣，岂有说乎？答曰：邪之中人，苟及营卫，则亦感及神经。神经中枢，此则在头，即督脉是。头部至耳、目、鼻、口亦为神经末梢，然终近于中枢，与手足之绝远者异也。督脉总督一身之阳气，故邪中头部多为阳病。神经末梢，此则在手足，其阳气所及渐微，故邪中手足多为阴病。自营卫言，脉之上头，其势则逆，又去大动脉为近，是以阳气重。脉之行手足，其势则顺，又及指掌之间，去大动脉已远，是以阳气微。人面不衣，阴病不得头有汗，但头有汗即死，皆以中枢神经所在，总督一身阳气，而血脉亦亢进使然。余以为诸脉上头者，即可云阳脉。不上头者，即可云阴脉。而非以手足十二经分阴阳也。是故头为阳之本，而亦阳之会也。四肢为阳之末，而非阳之本也。虽然中头部与中手足，自其形式言尔。其因则心为之。心力强，弹血猛，使营卫足以抗外邪，则证先见于阳盛之地，必为头痛。心力弱，弹血懦，使营卫不足以抗外邪，则证先见于阳微之地，必为四肢厥冷。中项、中面、中颊、中跻臂者，非果邪有所偏中也，以其病证先见者而谓之中云尔。

诊脉本有详略之法，详而取之，《素问》所谓三部九候，仲景所谓寸口、人迎、趺阳，有时亦兼及少阴、少阳是也。略而取之，即专诊寸口，《八十一难》及《脉经》之说是也。其在《素问》亦有然者，以尺内两旁候季胁，尺外以候肾，尺里以候腹，左外以候肝，内以候膈，右外以候胃，内以候脾（左右关也），右外以候肺，内以候胸中，左外以候心，内以候膻中（左右寸也）。仲景书中有以寸关尺分诊者，亦略而取之也。又云：诸积大法，脉来细而附骨者，乃积也。寸口，积在胸中。微出寸口，积在喉中。关上，积在脐旁。上关上，积在心下。微下关，积在少腹。尺中，积在气冲。脉出左，积在左。脉出右，积在右。脉两出，积在中央。则亦专取寸口三部矣。虽然，左关候肝，右关候脾，乃与脏腑所处相反（肝本不在左，滑伯仁已明言之，脾则反在左方），而诊验所得则诚是也。且寸口三部，其血管则一耳！寸之浮，关之平，尺之沉，以肌肉厚薄使然，因以浮者候心肺，平者候肝脾，沉者候两肾及腹，其取义若是矣。及其病也，迟、数、浮、沉、大、小之度，诡于恒时，虽同一血管，而三部亦有错异。或乃一脏病剧，则一部独应，此固非古人虚说，今世医师人人智能验而得之，实征既然，不能问其原也。脉本属心，而他脏腑之病亦可形之于脉，实征既然，亦不能问其原也。

十二经脉分手足而连脏腑，既非实事，《针经》、《甲乙经》所说腧穴，皆以十二经部署，凡刺某穴，主治某病，今世针师犹优为之，起病神速，过于药物，若是者何也？答曰：针术所始，盖起于按摩，凡习手臂者有点穴术，指按其处，则一手一足尽废，于是变之则为按摩；于是变之则为针术焉。斯乃积验所得，其以十二经部署者，则从后追为之说耳。且一穴主治，厥病多端，非属于某经者即治某经之病。甄权取穴，又微与《针经》、《甲乙经》不同，其膏肓穴又后得焉。起病神速，又不后于《针经》、《甲乙经》之所记也。由此言之，针术为实用，以十二经部署者为文具也。

问曰：《素问》称三阳之离合也，太阳为开，阳明为阖，少阳为枢。三阴之离合也，太阴为开，厥阴为阖，少阴为枢。何谓也？答曰：萦绕于人之一身，使营养不匮者，血与津液而已。空气饮食以助血液滋长，而皆自外至，所自有者，唯血与液也。手少阴心，周注血脉而为枢。手少阳三焦，挽输津液而为枢。由是言之，三阴之称枢、称开、阖者为血言；三阳之称枢、称开、阖者为液言。心，手少阴也。以其筋力伸缩，使动脉、静脉贯注无已，是枢也。肾，足少阴也。分泌血中水液杂秽成尿以注膀胱，而血得以鲜洁者返，是亦枢也。脾，足太阴也。分裂细胞以成白血，是开也。肺，手太阴也。以其呼吸使血清洁而赤，是亦开也。肝，足厥阴也。处门脉、大静脉间，脾胃肠之血自门脉而返，欲至大静脉之所，肝则间之，为其传舍，使其停蓄，故曰肝藏血，是阖也。膻中，手厥阴也。横膈心、肝之间，使肝不得膨胀逆满以犯心，是亦阖也。三焦，手少阳也。取诸液以注静脉，亦取动脉而渗以为液，斟酌饱满，相与转注，是枢也。胆，足少阳也。胆汁下注小肠，使饮食易化，是亦枢也。膀胱，足太阳也。肾已分泌水液而为尿，膀胱泻之，是开也。小肠，手太阳也。传化滋味，以其液归下焦，以其渣滓下大肠为溲便，是亦开也。胃，足阳明也。受纳水谷，是阖也。大肠，手阳明也。传泻溲便，近于开矣。然大肠特能吸收水分，故津液不与溲便同下，是亦阖也。此举平人大齐言之，及其为病，则变动相涉者多，其为枢与开、阖者，又不专为血与液也。

脏腑列十二，或除去膻中则十一。或又言脑、髓、骨、脉、胆、女子胞名曰奇恒之腑，今人又以胃下积膏称曰脺脏，其在前世，或与脾同论尔。以其别有脉管，故今人谓独成一脏，然则女子胞亦不可遗也（《八十一难》称脾有散膏半斤，似今所谓脺。又言裹血，则二者之混久矣）。

手太阳为小肠，足太阳为膀胱，手阳明为大肠，足阳明为胃，手少阳为三焦，足少阳为胆，手太阴为肺，足太阴为脾，手少阴为心，足少阴为肾，手厥阴为膻中，足厥阴为肝，以为脏腑血脉悉通于手足，此不然也。以为脏腑标识，不取手足实义，如算家代数，捷于推求，终已不可废矣。何者？脏腑十二，应于六气，则两脏、两腑当有通名。且太阳为开，阳明为阖，少阳为枢，太阴为开，厥阴为阖，少阴为枢，历征病状，未尝有差忒者，不得泥形迹以訾之也。

三、论三焦即淋巴腺

三焦为手少阳之腑，《经》称决渎之官。《八十一难》以为原气之别使，所止辄为原。原即今源字，谓水源也。其内连脏腑者，是即内之水源也。膈上、膈下、脐下各有水源，略举位次，分而为三：所谓上焦如雾，中焦如沤，下焦如渎者也。其布在躯壳者，亦通言三焦。《金匮要略》云：腠者，是三焦通会元真之处，为血气所注。《太素经》：月满则海水西盛，人焦理却，月郭空则海水东盛，人焦理薄。杨上善注：三焦之气发于腠理，故曰焦理。由今验之，三焦者自其液言，则所谓淋巴液淋巴腺。自其液所流通之道言，则所谓淋巴管。腺云管云，犹血液之与脉管也。内之水源，即脏腑间之淋巴腺与管；外之水源，则肌腠间之淋巴腺与管也。肌腠间有毛细管，此云孙络，血中津汋满溢，与其余滓当去者，皆自毛细管渗入淋巴腺，故曰血气所注也。脏腑间略分三部：曰如渎者，则淋巴管之象。曰如沤者，则淋巴腺凝如大豆之象。曰如雾者，则淋巴腺凝如粟米丛集成点之象。此三象者，上焦、中焦、下焦所通有，特互言以相发明耳。焦者灂也，谓小水也。内外皆有水道，而非如经脉之有主动，故少阳病半在里半在外，且夫血则亦有内外之分矣。血之内主，是为心脏，以心不受邪，故太阳病营热甚者，及于胸中，即有愦愦懊侬等象。若邪竟中心，则危笃且死矣。是以太阳主表，虽或入里，于心犹为表。三焦内主，还即本腑，病常有兼本腑者，诸胸胁痞满支结，皆水道壅滞之为也。内外得以兼病，故言半表半里。水行缓钝，不如经脉之有定度，以故易于凝聚。太阳篇中柴胡证、三泻心证，夫孰非三焦之治欤！少阳本篇以口苦、咽干、目眩为主。口苦则足少阳胆汁上泄，咽干则手少阳三焦津液不布，廉泉澌涸为之。知三焦之为淋巴腺、淋巴管，则非有名而无形。其以营卫分言者，营行脉中，卫行脉外。营即近外之血脉，卫即近外之水道。以气与水展转相化，则曰卫主气云尔。所谓营出中焦，卫出上焦者，以中焦转输于大静脉最为便捷，津液自中焦入大静脉，则周身之血得所养。而中焦非营也。昔人或以内之上、中、下三焦，目上、中、下三部，亦其适然，不为典要。乃近世治温者，直以心肺为上焦，脾胃为中焦，肝肾为下焦，而三焦之腑俄空矣。

三焦既为水液所聚，乍有湫壅，则饮所自成也。《金匮要略》曰：其人素盛，水走肠间，沥沥有声，谓之痰饮；饮后水流在胁下，咳唾引痛，谓之悬饮；饮水流行，归于四肢，当汗出而不汗出，身体疼重，谓之溢饮；咳逆倚息不得卧，其形如肿，谓之支饮。此四饮之辨也。又云：心下有留饮，胸中有留饮，膈上病痰，心下有痰饮，心下有支饮，膈间支饮，悬饮内痛。是则溢饮必在四肢，悬饮必不上肺，支饮、痰饮即无定位。或者但见咳吐痰涎，以为独肺有之，其他或谓胃所贮蓄，或谓别有科臼，则皆未知饮在三焦之故也。按淋巴管二大干：右曰右总淋巴干，位在膈上，凡心肺右部及上体上肢诸部之淋巴管皆汇焉。左曰胸管，其位自腰以上过膈而至胸中，则腰淋巴干肠淋巴干所集成（《灵枢》称下焦别回肠，此所谓肠淋巴干也。又称少阳属肾，肾上连肺，故将两脏。三焦者中渎之腑也，水道出焉。属膀胱，是孤之府也。按肾腺入腰淋巴干，上注胸管，会心肺诸腺，灵枢说得之。苏子由龙川略志称徐遁说谓见群匄相食，皮肉尽而骨脉全，右肾下有脂膜如手大，与膀胱相对，是即三焦。清人《啸亭杂录》谓见磔者。膀胱后别有白膜包裹精液，即三焦也。按此似腰淋巴干。唯谓如手大，或有不谛），凡下体下肢诸部及心肺左部之淋巴管皆汇焉（二干皆入大静脉）。疑旧说下焦者即腰淋巴干肠淋巴干，中焦者即胸管，上焦者即右总淋巴干也。左方胸管，其体大于右总淋巴干，故旧亦特重中焦。夫肠侧有乳糜管，胸管前有乳糜槽，其成痰饮，固甚易矣。脉道以心为主动，故行必顺轨。水道无主动，故过则横行。痰饮病状，奇异多端，实由于此。论其经法，则肠间痰饮，乳糜管壅滞所为也。胸膈间之痰饮、支饮，胸管与右总淋巴干壅滞所为也。胁下悬饮，腰淋巴干壅滞所为也。若夫四肢溢饮，则肌腠间淋巴腺管壅滞所为而已矣。此乃不专在肺，亦不以胃为贮器，又非别有科臼也（前人不知三焦有实体，有别辟科臼之说，其实科臼即三焦耳）。伤寒误下，膈内拒痛，阳气内陷，心下因鞕，此为水结在胸，名大结胸。微者正在心下，按之则痛，名小结胸。其余以误下故心下痞满者不可胜数，其故何也？凡大下后，肠间津液必上升，其道自肠淋巴干以上胸管，胸中水液于是多矣。然以误下之故，热势自脉内陷于心，心不受邪，拒热外出，与胸管水液相薄，则拒痛而为结胸。故非以大黄、芒硝合之甘遂，则不可下。小结胸乃其轻微者，痞满则其未实者耳。肺痿大便多发恶臭，《千金》称肺痿便如烂瓜，下如豚脑。肺痈亦或移脓于大肠。诸治肺痈，有以葶苈、大枣泻之者，有以白散下之者。世徒知肺与大肠表里雌雄相应，二者高下绝殊，终莫解其所以表里之故。要知肺淋巴管会入胸管，而胸管下源则为肠淋巴干，故肺与大肠得为表里。肺痿多涎沫，肺痈脓如米粥，脓与涎沫皆淋巴液所成，故或自移于大肠，或可转泻转下于大肠也。伤寒小柴胡证，胸胁苦满，胁下痞鞕，此亦淋巴干失职之为也。是故柴胡者，去肠胃中结气除痰热结实胸中邪逆者也。半夏者，下气治肠鸣消心腹胸膈痰热满结者也。黄芩者，逐水疗痰热利小肠者也。人参者，疗胸胁逆满者也。苏恭称伤寒大小柴胡汤最为痰气之要，斯得其旨。《活人》称痰证似伤寒者，以柴胡半夏汤治之，亦其义也（痰病何由憎寒发热？《活人》所称痰证，实则内外合邪，即太阳篇中柴胡诸证耳）。夫右方总淋巴干，其势自上而降，左方胸管，其势自下而升，降与升或太过，于是致病。大小柴胡汤皆以柴胡升之，半夏降之，以定二干之衡，故痞满得已。

附记 徐氏《兰台轨范》曰：痰饮之证，患者多胃疼呕逆，乃普天下医家无人能知之者，人立一说，治无一效。按徐氏此论可谓得仲景真旨矣。其言胃疼尚误，论略多言胸中痛、胁下痛，不涉胃腑也。又《要略》有胸痹篇云：脑痹之病，喘息咳唾，胸背痛，短气，寸口脉沉而迟，关上小紧数。又云：胸痹心中痞气，气结在胸，胸满，胁下逆抢心。此即西医所谓胸膜炎肋膜炎等。肋膜炎由肋膜发肿，分泌水液，壅入肺部。胸膜炎由胸膜发肿，分泌水饮，壅入肺部。皆令短气不足以息，通言之则皆支饮也。自元以来，无复言胸痹者，今医师遇此，率以肝气胃气称之。初未思病在肝胃，何得喘息短气，病状不分，而妄为射复，宜其治无一效矣。

大论阳明篇数以亡津液、津液内竭、津液越出为惧。太阳篇所说熨背火劫诸坏病，归于胃中水竭，阴虚小便难，身体枯燥。于是知疗治伤寒，其要在存津液，方法虽广，可温、可补、可泻，而不可以燥烈伤之。明末至今言伤寒者数家，自喻氏首称治阴证以救阳为主，治伤寒以救阴为主(《寓意草》辨黄长人伤寒疑难危证条)。其后唯黄元御独为异论，其他皆知存津液之为要矣。治温者亦识此义，故多舍刘守真苦寒之法，而代以辛凉甘寒。虽主张过甚，要之不任燥剂则同。夫津液聚于三焦，治温者何得不识三焦本腑，然犹踯躅岐路，以诸脏腑在上、中、下三部者为三焦？脏腑虽各有腺，要其名实则不可相通，此亦所谓行之不著习焉不察者矣。

三焦既含津液，而腑属少阳，署于相火，是何也？少火生气，气则津液是也。

四、论太阳病非局指太阳

《伤寒论》称太阳病六、七日，太阳病八、九日，太阳病过经十余日。又云：阳明居中土也，无所复传。又云：少阴病得之一、二日，少阴病得之二、三日。是伤寒非传徧六经，三阴病不必自三阳传致，更无一日传一经之说也。叔和序例引《素问》以皮传，后人转相师法，遂谓一日太阳，二日阳明，三日少阳，四日太阴，五日少阴，六日厥阴（秘要引序例首亦称仲景。此犹引易传者称易，引书序者称书，昔人往往有是。近陆九芝竟谓此是仲景原文。且以秘要所题伤寒日数者悉归之仲景，则拘滞之见也）。刘守真见世无其病，则并仲景《伤寒论》而亦疑之。然如正阳阳明之非受传，少阴寒证之为直人，虽活人与成无己亦不能有异言，则知《伤寒论》本与《素问》不同。近代张令韶弥缝《素问》《伤寒论》之异，遂谓六经以气相传，非以病传。黄坤载、陈修园皆主之。修园于大论言太阳病几日者，不审其为验病浅深，而云某经主气之期，气既无形，谁能质验？至《素问》所述六日病象，自有见证，何得以气言之。其他或谓太阳为寒水，故伤寒首中太阳。然则厥阴为风木，中风何以不首犯厥阴耶？按之大论，义皆龃龉，终不如柯氏《论翼》所谓六经提纲各立门户者为截断众流也。及晚季言温病者，则谓伤寒传经，温病不传经，又变其说为伤寒传足不传手，温病传手不传足。伤寒自足太阳传足阳明，温病自手太阴传手厥阴。夫使温病不涉足经，则脾、胃、肝、肾始终不得受病，彼亦自知其难通也。至伤寒始足太阳，温病始手太阴，则不能无辩矣（手足十二经脉，本前世解剖不精之说，然以标识脏腑，当用其名，别有详论）。

大论太阳一篇，包罗甚广，以膀胱应于毫毛，病自外入，故首以太阳。然小肠之厚薄缓急，与皮及脉之厚薄缓急相应，太阳病先中皮毛，非徒应足太阳膀胱，亦应手太阳小肠。三焦者，名为手少阳，亦应腠理。《要略》称腠者是三焦通会元真之处，血气所注，邪中皮毛而不及腠理，则不能成病，是太阳病兼应三焦也。肺为手太阴，心为手少阴，肺主卫，心主营，气血之大会也。邪中腠理而不及营卫，则暂时不快，不为真病。观中风伤寒初起之证，无不发热，非血脉与外邪抵抗之验乎？桂枝汤证有鼻鸣，麻黄汤证有喘，非呼吸不调之验乎？是太阳病亦兼应肺与心也。一病而与五象所应所合皆相涉，唯未及其脏腑，是以谓之表证。昔人以太阳专指膀胱，拘局已甚。柯氏《论翼》谓太阳指心，不指膀胱，所见出于牝牡骊黄之外。夫太阳表证必先营卫，太阳里证率在胸中，此不容毫忽疑者，然竟以太阳为心，名义亦未符(《素问·六节藏象论》：心者生之本，神之变也，其华在面，其充在血脉，为阳中之太阳。此柯氏所本。然据彼文则肺为阳中之太阴，肾为阴中之少阴，脾胃、大肠、小肠、三焦、膀胱为至阴之类，而不说有厥阴、阳明，与言六经者殊旨。若执心为太阳之说，则余篇皆当变更，义不可通矣）。盖风寒犯人，血强与竞，则为太阳病。血弱不能与竞，则为少阴病。是以太阳热盛，少阴热微。血之强弱，则心为之也。又邪犯心脏，为少阴病。邪犯胸中，为太阳病。然则少阴病直迫于心，而太阳病但中于心之所合与心所依据之外部，故以心为太阳病之中枢，其义颇合，独名义不当变移。盖尝论之，中风伤寒之始，特一表证，而所涉者有太阳、少阳、太阴、少阴，四部错杂，不可偏举。故举太阳以列首而署其名，犹世所谓代表云尔。及其入里，亦兼关四部，其犯膀胱之腑者，小便不利，微热消渴，为五苓散证。热结膀胱，少腹急结，其人如狂者，为桃核承气汤证。其犯小肠之腑者，太阳与阳明合病，或与少阳合病，必自下利，甲者为葛根汤证，乙者为黄芩汤证。太阳随经，瘀热在里，热结下焦，少腹鞕满，其人发狂者，为抵当汤证（此与桃核承气汤异者，以小便利不利为辨。小便不利即在膀胱，小便利即在小肠）。其犯三焦之腑者，胸胁苦满，为小柴胡汤证。心下痞鞕，呕吐而下利者，为大柴胡汤证。其犯肺而病气管支者，或咳或喘，为小青龙汤证。其犯心而病膻中，为胸中窒，为心中懊侬，反复颠倒，为栀子豉汤证（栀豉证见于下后者，当从坏病之例。其见于汗后者，自是本病）。表里相参，则太阳病不专在太阳益明（若大小陷胸汤、旋覆代赭汤等专为坏病设，故不论）。且小柴胡、栀子豉二汤。少阳、阳明篇中亦及之。昔人多欲更其次第，不悟少阳病者，三焦与胆俱病，故胁满而兼口苦（口苦者胆气泄）。太阳病者，但自腠理入于募原，故胸胁满而口不苦。涉三焦不涉胆，虽同用小柴胡，其候殊也。阳明病者，腹满而喘，或虽心中懊侬，兼亦饥不能食。太阳病者，唯见胸窒心懊侬等。两者有胸腹之辨（唯栀子厚朴汤兼有腹满，列于太阳，此乃连类而及尔）。虽同用栀豉汤，其候殊也（方喻诸公未明大体，强欲移易，不足怪也。柯氏独知太阳之里在胸中，尚欲增移，此为一间未达矣）。推是以言，太阳病尚非局在太阳，何传足不传手之云云哉。乃其所以专取太阳为代表者，则以篇中最剧之证至热结膀胱瘀热随经而极，非他经所可同例也。

温病所从来，有冬不藏精，适伤于寒，而春病温者，有阳明内热蒸为温热者，有春时外中风温者。其第三科病由外受，则先中手足太阳，皮毛与卫皆合肺，亦先及手太阴，血脉发热，亦及手少阴，皮毛营卫之间，不能越于腠理，自无不及手少阳也。此与伤寒寒温有异，其所中之部则同。大论太阳篇：服桂枝汤，大汗出后，大烦渴不解，脉洪大者，白虎加人参汤主之。发汗后，不可更行桂枝汤，汗出而喘无大热者，可与麻黄杏仁甘草石膏汤主之。发汗后，不恶寒，但热者，实也，当和胃气，与调胃承气汤。若外无客邪，何以先用解肌发汗之剂耶？乃叶氏《温热论》既云：温邪上受，首先犯肺，逆传心包。又云：伤寒多变证，温病虽久，在一经不移。不知太阳病多过经不解，阳明中土，亦无所复传。在一经不移者，非太阳过经，即正阳阳明之病。今与首先犯肺逆传心包者并为一谈，于义适自伐矣。

五、论阳明病即温热病

大论阳明篇所说阳明诸病，有自太阳、少阳转属者，有阳明自受客邪者，有阳明内热蒸动者。内热蒸动则热病也。太阳、少阳转属与自受客邪者，其所感或寒或热，两阳合明，未有不为热病者，世谓转属者为伤寒化热，已不尽然。乃若内热蒸动，则截然非由寒化。盖伤寒有五，热病亦其一种。故合论于一书，当王叔和未编次时，痉、湿、暍三病且在太阳篇中，岂于阳明不可言温热邪。吴又可谓伤寒至胃，即与温病同治，治虽不误，实未窥寻本柢，由未知胃家之实不必自他方传入也。近世必谓《伤寒论》不涉温病，众喙雷同，莫知纪极。乃吴鞠通、王孟英疗治温病，仍采栀豉、白虎、承气诸汤，果使绝不相涉，则诸方亦不可用矣。鞠通又通之曰：麻、桂诸汤治寒之胜气，白虎、承气治寒之复气。夫太阳伤寒所以发热者，由血脉与寒气相竞，流行薄疾，是以致热。例如冷水洗面，洗后面必热赤者然。麻、桂二汤所以展布营卫，非强与寒鏖战也。若阳明病自有内热蒸动者，亦有热邪传入者，初不尽由寒化，更何复气之可言。此为辞遁，亦已皎然。曩者活人、叔微、嘉言诸书，于伤寒、温病间，时有混淆，补其偏弊可也。必以温病、伤寒异治，而谓《伤寒论》必不兼论温热；然则鞠通《温病条辨》所论，亦有非温病者矣（如寒湿疝瘕之类），以今度古，何为而必不然也。甚者以其误治，归咎仲景。又或不敢明诋，而迁怒于叔和。夫温病之不可发汗，太阳篇本有明文。叔和序例亦云：冬温与伤寒大异。《脉经》且云：风温治在少阴、厥阴，不可发汗，汗出谵语独语，内烦躁扰不得卧，善惊，目乱无精，治之复发其汗，如此死者，医杀之也。湿温治在足太阴，不可发汗，汗出必不能言，耳聋不知痛所在，身青面色变，名曰重暍。如此死者，医杀之也。自非叔和，又何以见其辨异耶！

温病与伤寒异治，然《伤寒论》所说，本为伤寒广义，中风、温热悉在其中。故不通伤寒论，即亦不能治温。夫太阳病翕翕发热，阳明病发潮热，少阳病寒热往来，此何故耶？太阳病营卫兼病，营即血脉周布于外者，血之循环，展转便利，故发热无间断时也。阳明病热聚胃肠，大论言阳明病胃家实，然亦兼统肠言。如云胃中有燥屎五六枚，屎在肠不在胃可知），而散布血脉者，但其分支，热既凑聚于府中，故不能循环迅疾，待晡时则发潮热也。少阳病热在三焦，三焦为水道，内则膈上、膈下、脐下为上焦、中焦、下焦，外则布列肌腠，通会元真。而内外诸淋巴管本无纲维，末流渐会为二大干，右曰右总淋巴干，左曰胸管，此二者又各不相注（二干皆入静脉。称干者，依日本人语。其实此乃众流所汇，是末非本，不得称干），故发热不能无间断，而为寒热往来也（少阳亦或发热不断，然无过二三日）。大论称阳明发汗，津液越出，大便为难，表虚里实，久则谵语，此固无有疑义。又称少阳不可发汗，发汗则谵语。说者但云少阳少血而已。夫血管张大，则水道取汁以为汗，然汗固自水道出也。少阳、三焦正是水道，而不可发汗者，盖少阳口苦、咽干。咽干所由，在水道得热，津液被煎，复发其汗，则燥热转甚，而为谵语矣（其太阳篇本有柴胡证。盖太阳有兼病营卫者，有病入募原者。募原即三焦。亦称太阳者，以太阳主表，而三焦应腠理毫毛也。说见前）。由此言之，少阳之视阳明，得病为轻，只虚热游汗而止耳。其最浅者，才及外腠，而不壅于内之三焦，不见胸胁满证。其发热也，涓涓相属，而较之营卫兼病者为杀。吴鞠通银翘散本于叶氏，用亦颇合。但自谓手太阴方则误，其中银花、连翘本疮疡排脓药，加之竹叶、豆豉、牛蒡皆退游热之品，而桔梗、甘草为利咽喉。咽喉则胆之使，此数味皆于少阳为近，唯薄荷、荆芥近于表散，乃亦非纯肺药也。有方而不能自解，所谓行之不著习焉不察者欤（肺于五脏处位最高，独司呼吸，空气所荡，故客邪为病涉肺者多。巢氏病源云：风热者先从皮毛入于肺，其状令人恶风寒战，目欲脱，涕唾出，候之三日内及五日内，目不精明者是也。秘要所录数方皆以葳蕤及豉为主，而加入人参则谬矣）。

大论有先用桂枝汤，服已，大汗出，脉洪大，大烦渴不解者，白虎加人参汤主之。此必风温初起，犹啬啬恶寒，故用桂枝汤。既解肌已，乃见风温实象，故用白虎加人参也。其次则五苓散证，论云：太阳病，其人发热汗出不恶寒而渴者，此转属阳明也。渴欲饮水者，少少与之，但以法救之，宜五苓散。此则风温不恶寒者，其烦渴又不甚也。《秘要录》华元化论伤寒，有烂胃不可治语，此亦温病通称。而其初起治疗，但见精采言语与人不相主当者，即与猪苓散。猪苓散即五苓散也（《千金方》直以五苓散治时行热病，狂言烦躁不安，精采言语不与人相主当者）。五苓散服方寸匕，桂枝不过分许耳，其非由太阳转属者，则用猪苓汤。论云：阳明病，若脉浮发热，渴欲饮水，小便不利者，猪苓汤主之。然又云：阳明病，汗多而渴者，不可与猪苓汤。以汗多，胃中燥，猪苓汤复利其小便故也。当知温热转属阳明汗出不多者，虽五苓散无所伤，温热本在阳明。汗出转多者，虽猪苓汤亦当禁，不在方中桂枝之有无也。五苓散为治温第一方，仲景、元化所同，当无异议，而今人尚不知此。吴鞠通于银翘散前先列桂枝汤，云：温病初起恶风寒者，服桂枝汤。服已，恶寒解，余病不解者，银翘散主之。窥其用意，亦犹仲景于太阳病未见脉洪大大烦渴不解者，先予桂枝汤。又于阳明病表未解者，列桂枝麻黄二汤也（鞠通谬妄甚多。其风温先列桂枝汤，颇不误。陆九芝诋之，过矣）。然于五苓散则忘之。

六、论阳明病分胃肠非分经腑

阳明病多属温热，有正阳阳明、太阳阳明、少阳阳明之不同。正阳阳明由内热蒸动，余二为自他转属。顾栀豉、白虎之与承气，甲者为清，乙者为下，其候本殊。今人多谓栀豉、白虎治阳明经病，承气诸汤治阳明腑病，此不得已而为之辞也。经者何？营是也，脉是也，血管是也，数者名相异，实相同。旧说足阳明之脉起于鼻交頞中，至承浆而却后，复循发际上至额颅，其支者下人迎，入缺盆，下膈属胃。手阳明之脉起于大指、次指之端，循臂上肩以入缺盆，络肺下膈属大肠。无论其与实验不合，且太阳、阳明二科之病，胸背手足皆热，其在血管，曷尝偏据一支哉？中阳溜经，故阳明病热亦及于营分，苟只在营而未入腑，则犹与太阳同治，不得直用阳明治法也。若如柯氏经界之义，太阳与阳明以膈为界，膈下即胃腑，则言经者固不得遗腑矣。按大论云：阳明之为病，胃家实也。有实专在胃者，汗出未多，津液未竭，则邪热布濩于胃，而肠犹无恙，此栀豉、白虎之治也。有实既在胃，又及于肠者，汗出已多，津液将竭，则肠中枯燥，而大便秘结，此大小承气之治也。二者同为胃家实，而或未及肠；或已及肠，是以候殊而治异。此于腑有上下之分，岂在经、在腑之分耶！阳明病，脉浮而紧，咽燥，口苦，腹满而喘，发热汗出，不恶寒，反恶热，身重，舌上胎者，栀子豉汤主之。三阳合病，腹满，身重，难以转侧，口不仁而面垢，评语，遗尿，若自汗出者，白虎汤主之。二方所主，虽兼有外证，然必有腹满而喘腹满评语遗尿之状。腹满则病在胃腑，证据甚明，虽咽燥口苦，亦必上焦不通，胆汁上泄，夫岂得以经病言也。其他阳明证中，如渴欲饮水，小便不利者，则主以猪苓汤。大便溏，小便自可，胸胁满不去者；或胁下鞕满，不大便而呕，舌上胎者，则主以小柴胡汤。不吐不下，心烦者；或吐后腹胀满者，则主以调胃承气汤。其病或兼及三焦，或逼处胸腹，要之寻源及流，则皆胃腑实热使然，而非所谓经病也。

问曰：论说阳明外证，身热汗自出，不恶寒反恶热。又云：阳明病，脉迟汗出多微恶寒者，表未解也，可发汗，宜桂枝汤。阳明病，脉浮无汗而喘者，发汗则愈，宜麻黄汤。此二条与阳明外证条自相违戾，何也？答曰：此为内有蓄热，外受风寒，则阳明之特殊者也。夫太阳之为病，头项强痛而恶寒。今二证与太阳表证同，特无头项强痛为异，是以知为阳明。然不下利，故不得与葛根。不烦躁，故不得与大青龙。非桂枝、麻黄二汤，谁与理此。若内之蓄热本微，解肌发汗，即无余事。若蓄热重者，服桂枝汤已，大汗出，大烦渴不解，脉洪大者，自可与白虎加人参汤。服麻黄汤已，不恶寒，但蒸蒸发热者，自可与调胃承气汤。是由初得病时，胃家本实而风寒外锢，使内证不形于表，故先以桂枝、麻黄与之。服已，微恶寒及喘皆解，而胃家之实暴著，则必与白虎、调胃矣。治病之法，转如旋规，前不瞻顾，而后无凝滞，夫岂局于一端而已。要之此二证者，本阳明病特殊之局，仲景虑周藻密，于正变悉无所遗，是以别著斯义。今人见发热汗出微恶寒者，与发热无汗而喘者，明知当与麻、桂，而以头不痛、项不强，故犹豫不前，观此则可以悟矣。若内有蓄热外无风寒者，虽薄荷、荆芥犹不可用，况于麻、桂二汤，柯氏《论翼》辨之详矣。

阳明病本无在经之候，其太阳与阳明合病，喘而胸满者，大论仍以麻黄汤治之，此必头项强痛恶寒无汗者也。二阳并病，汗出不彻，阳气怫郁，其人烦躁，脉濇者，大论但言更发汗则愈，而不言所任何方。若麻杏甘石汤所主，则为太阳表解而膈上肺部犹热者，或太阳未解而膈下胃部已热者，柯以为白虎之先驱者是也。近陆九芝独取葛根黄芩黄连汤以为阳明在经主剂。夫阳明病为胃家实。而葛根芩连所治，则为太阳误下利不止脉促喘而汗出者，是其肠胃已虚。芩连以止热利，非泛以清热，夫岂肠胃未虚者所宜用。果使太阳未罢，热并阳明，或初转属阳明而邪犹轻浅者，证见喘汗，自当以麻杏甘石与之。若与葛根芩连，去之远矣。

病表里不解者，仲景有双解之法。然汗下必不兼行，矩则森严，不可易矣。麻杏甘石汤以麻黄发表，则里药唯用石膏清之。大柴胡汤、桂枝大黄汤以大黄攻里，则表药唯用柴胡、桂枝和之，未有以麻黄、大黄同用者也。同用者始于范汪雪煎（麻黄十斤，杏仁四升，大黄一斤十三两）。然麻黄分剂五倍大黄而有余，且丸如弹子，研服一丸，服后立汗出，意固不在下也。刘守真用药无律，双解散乃从麻杏甘石汤引申，犹合圣度。防风通圣散则从雪煎引申，而麻黄、防风与大黄、芒硝分剂不异，斯为偭规改错矣。然表里双结者用之亦颇有效，犹奇材剑客，以险谲取胜，不入节制之师。而柯氏讥为庸医徼幸者，守真亦不能解免也。

大论太阳与阳明合病者，必自下利，葛根汤主之。林校用前第一方，一云用后第四方。第一方即葛根、麻黄等七味者，第四方即葛根黄芩黄连汤，林校千金翼说亦如是，盖旧义相传者也。按太阳与少阳合病，必自下利，黄芩汤主之。芩、连为止利要药，而桂枝、麻黄但能发表，则此所谓葛根汤者即第四方，非第一方明矣。其不下但利呕者，葛根加半夏主之，似亦以第四方加半夏，非以第一方加半夏。芩连半夏甘草四味，泻心汤本以治呕，此太阳表未解，故加葛根。若葛根第一方，盖无与于此也。

七、论治温者用药之妄

今世治温者，鉴于昔人妄用麻、桂，又不欲如刘守真之直任苦寒，故其大法曰：温病初起，不敢以温发之，不敢以寒遏之，轻可去实，则不过病所。说似持重，实则未知病之所在，至其用药设禁，则或自诡其义。如柴胡轻清上浮，苦平不寒，而必以为禁。地黄重药也，石膏至重之药也，而任之不疑。所谓轻可去实不过病所者安在乎？

小柴胡汤本在太阳篇中，少阳篇亦用之，阳明篇又用之。盖太阳病本兼三焦，阳明病无不渴者，亦与内之三焦相涉，而少阳病则胆、三焦俱病故也。三焦为相火游行之府，故小柴胡汤本有黄芩，渴者又易半夏为栝蒌，则纯为凉剂。方虽解表，其实偏于治里。不见胸胁满证，用率不中，非患在升也。柴胡虽升，合以半夏、黄芩，或合以栝蒌、黄芩，则升降相引，本无飞越之患（此与金人补中益气汤大殊。彼用柴胡、升麻分剂虽轻，绝无降药。此则半夏、黄芩皆与柴胡相制）。近世治温者，独于小柴胡汤严为致戒，而于犀角、羚羊角反恣用无忌。如桑菊饮所治病证，本至轻浅。邪初入营，则已加入犀角，何以必忌小柴胡也？以柴胡为升药耶？自违轻可去实之义。且犀、羚皆颠顶物，其升甚于柴胡（古方用犀角者，无则以升麻代之，知其功用相似）。以黄芩、栝蒌为寒药耶？犀、羚之寒又甚于黄芩、栝蒌。一取一舍，适自为矛盾矣。

又按：今治温家最忌柴胡，而于前胡则轻率用之。本草本无前胡，《别录》有焉。前胡味苦微寒无毒，主治痰满胸胁中悸，心腹结气，疗头痛，去痰实，下气，治伤寒寒热，推陈致新，明目益精。陶隐居云：前胡似柴胡而柔软，为疗殆欲同。《本经》上品有柴胡而无此，晚来医乃用之。按此知柴胡、前胡本是一类，土宜小异，呼音渐殊。《秘要》崔氏小柴胡汤直作小前胡汤，其证也。禁彼用此，斯不学之甚已。

大论云：血弱气尽，腠理开，邪气因入，与正气相搏，结于胁下，正邪分争，往来寒热，休作有时，默默不欲饮食，脏腑相连，其痛必下，邪高痛下，故使呕也，小柴胡汤主之。夫既血弱气尽腠理开矣，假令寒邪直入，则宜为少阴寒证。而今见证如此，治之则以小柴胡凉剂，则知所谓邪者温邪也，非寒邪也。

大论又云：阳明病，发潮热，大便溏，小便自可，胸胁满者，小柴胡汤主之。又云：阳明病，胁下鞕满，不大便而呕，舌上白胎者，可与小柴胡汤。上焦得通，津液得下，胃气因和，身濈然而汗出解也。所谓阳明病者，自为热病，其第二法即今治温家所谓通津透汗法也，乃必以小柴胡汤为禁，于义何居？

八、论温病十八法十三方

《伤寒论》包举五种伤寒，所说温热证治甚备。太阳篇称发热而渴不恶寒者为温病，阳明篇称阳明外证身热汗自出不恶寒反恶热也。是知正阳阳明重者为热病，微者为温病。虽在太阳及太阳转属阳明者，苟在得病三日以内，而身不恶风寒，则皆温病之属，非世所谓伤寒化热者也。柯韵伯以麻黄杏仁甘草石膏汤为治温第一方；陆九芝以葛根黄芩黄连汤为治温第一方。前方为发汗后清热定喘而作，不过温病一端；后方则误下后以救逆者。温病容可借资，然本非治温方也。且温病若未见汗，则一葛根不足以发之，若已见汗，则黄连又不宜于渴，斯亦未中肯綮者矣。案大论所述，唯热病径直易知，若温病则涂径稍迂。凡有三式：其初起即发热不恶寒而渴者，此温病之正也。阳明恶寒，得延一日，发汗灼热，始知风温。以是为例，则有内蓄温邪，外闭风寒，必先发汗解肌，然后温象得以呈露，或虽发汗而热转趋里者，此温病之变态也。温邪在内，风寒锢外，外不得解而内烦躁已甚者，又温病之殊异者也。粗工不审，以第二式为伤寒化热，第三式为伤寒阳盛，遂令温病在太阳者失其的治，淆乱名实久矣。今捃取大论治温热诸条，分科而列，凡十八法十三方如下：

温病（九法十方）

第一式

甲：太阳病，寸缓、关浮、尺弱，其人发热汗出不恶寒而渴者，此转属阳明也。渴欲饮水，少少与之，但以法救之，渴者宜五苓散（按《千金》天行热病，但狂言烦躁不安精采言语不与人相主当者，以五苓散主之。法本华元化）。

乙：服桂枝汤，或下之，仍头项强痛，翕翕发热，无汗，心下满痛，小便不利者，桂枝去桂加茯苓白朮汤主之（此证桂枝汤无效，故后方去桂，发热无汗，不见渴象，视五苓证为轻）。

丙：阳明病，脉浮而紧，咽燥口苦，腹满而喘，发热汗出不恶寒，反恶热，身重，栀子豉汤主之（以下三条，皆所谓正阳阳明也。按发热不恶寒无汗者，肘后有葱豉加葛根汤，以非仲景方，故不录在十八法十三方之数，然治温者当知之）。

丁：若渴欲饮水，口干舌燥者，白虎加人参汤主之。

戊：若脉浮，发热，渴欲饮水，小便不利者，猪苓汤主之。

第二式

己：服桂枝汤，大汗出后，大烦渴不解，脉洪大者，白虎加人参汤主之（按阳明病亦有服桂枝汤者，陆九芝痛斥嘉言之误，则于阳明篇无解，此条见太阳篇，亦可互证。以下三法，皆前后两方按步而进，非前者误治，后者救逆也，故并列两方）。

庚：发汗后，不恶寒但热者，实也。当和胃气，与调胃承气汤（发汗即麻黄汤。阳明病亦有用麻黄汤者，此条兼见太阳、阳明二篇，其实一也。又论云：发汗已，身灼热者，名风温。风温不可下，此证虽异，然亦不用大小承气）。

辛：发汗后，不可更行桂枝汤，汗出而喘，无大热者，可与麻黄杏仁甘草石膏汤（发汗即麻黄汤。此证汗后病只在肺，视前二证为轻）。

第三式

壬：太阳中风，脉浮紧，发热恶寒，身疼痛，不汗出而烦躁者，大青龙汤主之（按脉浮紧发热恶寒不汗出，当言伤寒，而谓之中风者，见内有烦躁，非真伤寒也。白虎汤用石膏一斤，麻黄杏仁甘草石膏汤用石膏半斤，此用石膏如鸡子大。今验石膏如鸡子大者，今称不过二两，即古之半斤也。与麻黄杏仁甘草石膏汤比，石膏分剂相同，麻黄乃加重，二者皆双解之方，然彼为后方，此则第一方。若以彼证前后二方相复，则麻黄反重于此。戴麟郊以大青龙证为温疫，其名未当，然指为温则是）。

热病（九法三方）

子：三阳合病，腹满身重，难以转侧，口不仁，面垢，谵语遗尿，若自汗出者，白虎汤主之。

丑：阳明病，谵语，发潮热，脉滑而疾者，小承气汤主之。

寅：阳明病，其人多汗，以津液外出，胃中燥，大便必鞕，鞕则谵语，小承气汤主之。

卯：阳明病，谵语，有潮热，反不能食者，胃中必有燥屎也，宜大承气汤下之。

辰：病人小便不利，大便乍难乍易，时有微热，喘冒不能卧者，有燥屎也，宜大承气汤。

巳：伤寒六、七日，目中不了了，睛不和，无表里证，大便难，身微热者，此为实也。急下之，宜大承气汤。

午：阳明病，发热汗多者，急下之，宜大承气汤。

未：发汗不解，腹满痛者，急下之，宜大承气汤。

申：伤寒脉滑而厥者，里有热也，白虎汤主之（此条见厥阴篇）。

以上十八法十三方，治温治热之术略具在此。顾仲景所以不明指温病、热病，而或通称伤寒，或转称中风，或指言太阳病、阳明病，或直言服桂枝汤后发汗后者，盖以五种伤寒，无过推举大体，其间壤地错入者，必详为科别，则其繁不可以偻指。例如太阳篇载太阳病发热恶寒，热多寒少，脉微弱者，此无阳也，不可发汗，宜桂枝二越婢一汤。此证若定名为温病，则身尚恶寒，若定名为中风，则无汗，若定名为伤寒，则热多寒少而脉不紧，此不可的指者一也。小柴胡汤证寒热往来，发端言伤寒五、六日中风，此已不能甚辨，其间有渴者，则去半夏加人参、栝蒌，此乃颇近于温。其伤寒四、五日，身热恶风，颈项强，胁下满，手足温而渴者，亦以小柴胡汤主之。唯恶风与温病小异，热渴则相似，此不可的指者二也。又少阴篇载少阴病得之二、三日以上，心中烦，不得卧，黄连阿胶汤主之。少阴病得之二、三日，口燥咽干者，急下之，宜大承气汤。此二证若定名为温、为热，则少阴无发热之征，若定名为伤寒，而所患又皆热象，此不可的指者三也。夫寒热微甚之差，数之可十，推之可百。《汉志》有风寒热十六病方，是风寒热不止五种，必以五种刻之，则夫犬牙相错者，转无正名可举。是以中风、伤寒、温病但举型范于前，其余多列证治，使人自知，而不尽刻言何病也。且伤寒、温病二者，其本或同因于寒，其末多同归于热，所不同者，独得热时证治之异。而温病尚或以桂枝、麻黄二汤为启行，今人必严为沟堑，使若冰炭水火之不相入者。何哉？卒之中风分明，而认为温病者甚众，只见其眯也。

《外台秘要》分伤寒、天行、温病为三类。所谓温病者，率以温疫温毒为主，其正温病兼哕或渴者，不过五方。而天行即温热病之类，所录病状，除增损理中丸治胸高气急以外，病皆近热，药皆近寒，其取肘后疗天行一二日麻黄解肌汤方，即麻黄杏仁甘草石膏汤（麻黄、石膏、甘草各一两，杏仁三十枚。视仲景本方，石膏减少，而杏仁稍增）。而加芍药、升麻（各一两）、贝齿（三枚）三味，柯氏以为治温第一方者，盖本此。

九、杂论中风伤寒温病及医师偏任

太阳中风，发热，自汗，恶风。太阳温病，发热而渴，不恶寒。今人每诋前修卤莽，以伤寒法治温，矫枉过正，乃于冬日中风率误认为冬温，虽明见项强，犹且狐疑不断，有桂枝汤不敢用，于是绵延旬月者多矣。且春月亦有中风，其风视冬月为和，终非风温之类。《肘后》本有葱豉汤，其啬啬恶寒者，依活人法，桂枝加地黄汤可也。若概以风温治之，差之毫厘，谬以千里(春夏慎桂枝，此为时病言也。若无病者，与内因为病者，不在此例。余观广州炎蒸之域，盛夏以肉桂作茗饮，亦不以辛热为忌也)。

世所认为温热者，有时证象悉备，实非其病。如发热汗出狂躁，自然得之者为温病，火逆得之者为坏病，治亦绝异。大论：伤寒脉浮，医以火迫劫之，亡阳，必惊狂，卧起不安者，桂枝去芍药加蜀漆牡蛎龙骨救逆汤主之。火劫者，艾灸火熨蒸汗皆易见。庞安常谓床下置火逼汗亦为火劫则难见。今蓟辽皆卧火炕，伤寒则益以薪炭，因之发热汗出狂躁，医工皆认为温病，遽用寒下，略无不毙也。

世疑南方无伤寒，而余见之甚多。仲景生于南阳，在淮汉之间，官于长沙，在大江之外，非南人云何(用伤寒法治验者，许叔微本事方所见独多。叔微生于仪征，官于南宋临安之都，亦南人也)？若误信一日传一经之说，按图索骥，以论伤寒，非徒南方所无，北方亦不得见也。或不知诸经伤寒发于本部，谓必以头痛项强先之，则伤寒自见其少矣。虽然头痛项强之证，亦往往而有，初不甚剧，有七日愈者，有三、四日愈者，受邪虽浅，犹为太阳风寒，顾粗工不审问耳！大抵冬至温度在华氏表四十八、九度间，自此以下，率有伤寒，自岭而南，虽穷冬或不至此，则伤寒甚少也（陈修园生于闽中，仍以治伤寒擅场，则彼地非无伤寒也。自谓读《伤寒论》数十年，晚悟存津液之为要，此义自嘉言、韵伯诸公已发之，非自修园始。王孟英之徒，诋陈氏用药仍多辛燥，不知所悟者何事。此则诬蔑之言，陈氏于九味羌活汤、平胃散、神术汤等诋之不遗余力，谓其偏燥可乎？桂枝、麻黄二汤，在伤寒太阳证本不能缺，若其治疗杂证，喜用桂枝、理中诸汤。桂枝虽辛温，固非辛燥，理中有姜术之燥，亦有人参、甘草之润，所谓偏于辛燥者无有也。乃如白虎本清燥和胃之剂，渴则加人参，身疼则加桂枝，旧法无也。或加苍术，已为非法。而王孟英竟有用白虎加厚朴者，以温燥劫阴之品与清燥者同用，绝无方义，此则陈氏所不为也。因论闽中有伤寒事，附辩于此）。柯韵伯谓伤寒非专冬时，有风雨所击，衣服不周，及入山谷固阴冱寒之地者，虽在夏时，亦有伤寒。由今观之，霍乱四逆证即少阴伤寒之类，诚不必冬时也。若据叔和伤寒序例，从春分以后至秋分节前，天有暴寒，皆为时行寒疫，则反急于伤寒。

刘守真以北人治伤寒，喜用寒下，今北方尚然也。是以误下结胸者南方稀见，而北方甚多。然其人肤理厚密，不易发散，非寒下亦无治疗之术。而南方自五溪以上至于黔蜀，高山深溪，多饮寒水，有以生附子数枚煮豚肉汤为饮者（豚肉性寒，足以解附子之毒，然热性终在），云夏日服之无霍乱病。此则病之寒热，药之温凉，南北适得其反。五常政大论：西北之气，散而寒之。东南之气，收而温之。所谓同病异治也。故曰：气寒气凉，治以寒凉，行水渍之。气温气热，治以温热，强其内守。必同其气，可使平也，与今南北习俗正相似。世人见北方气寒，南方气热，遂谓病候亦然，由此则谓北方药宜温，南方药宜凉，此知天时而不知土宜也。又水泽低下者每多湿热，山阜高峻者每多寒燥，浙江视江苏偏南，浙东于浙西又处其南，然浙东寒病视江苏、浙西为多，此乃地形高下之异也。虽然，疹疠之来，无有恒轨，治疗之术，因病而施，若必拘于地域，则滞而不通矣。

昔人治病，温凉补泻，或有偏任，当时皆称良工。时移则否，陆九芝推六气司天在泉之说，演至数千百年，此甚谬也。按仲景至六代医师，温凉补泻，无所偏任，而六代用下药，已视仲景为峻，由其时习服五石，体坚而肠壅盛也。唐末逮宋，是风渐息，宋人良方《小儿药证》等药峻而剂轻，其方前无所承，盖得之山谷采药江湖卖丸者尔。刘、张当金之盛，其人食膰炙，炀炉灶，行围射猎，血盛胃厚，虽汉人亦化之，非任寒冷攻伐，则无以治疾。李氏当金之衰，围城饥羸，人多胕肿。张介宾当明之衰，抑又甚焉。是以多用温补，此非司天在泉为之，餐食服御之异，人事之不齐也。

十、论伏暑说无据

伏气为病，如冬伤于寒，至春病温是也。本以冬时强力，热欲外宣，而寒气东之，热菀于内，遭春东风解冻，其热始达，名曰伏寒，实是伏热耳。若夫夏气热烈，外无寒束，则应时即病，无濡滞淹久之理。所谓夏伤于暑秋为痎疟者，殆以暑必含湿，暑不久淹，而湿可著滞故也。深秋及冬，痎疟亦渐少矣，世人谓冬至以前尚有伏暑，是难信也。吴鞠通《温病条辨》云：头痛微恶寒，面赤烦渴，舌白脉濡而数者，虽在冬日，犹为太阴伏暑也。观其病状，绝不含湿，徒有舌白，亦只三焦不化，岂以夏时炎歊之气而能淹久至是哉！当知此病亦是中风。微恶寒者，中风本有啬啬恶寒证也。面赤者，太阳病本有面反赤色证也。烦渴者，中风本有烦渴证也。脉濡者，中风本有浮弱脉也。但在冬至以前，风气不甚寒洌，是以无项强证（项强虽冬至后中风亦有不见者，非独冬初），以桂枝二越婢一汤治之，斯已矣。大论太阳篇云：服桂枝汤，大汗出后，大烦渴不解，脉洪大者，白虎加人参汤主之。此则是温病，非伏暑也。

十一、论肠窒扶斯即太阳随经瘀热在里并治法

西人治中土时病，往往不效，而伤寒温病尤甚，盖其术至拙矣。有肠窒扶斯者，以四七日为期，初七日发热渐高，二七日发热最高，三七日发热渐下，四七日发热愈下。自此或遂得解。自三七日始，热有张弛，心脏衰弱，其人或多发狂，若肠中出血穿孔即死。彼谓肠中结热，甲错化脓，未成脓则热甚，既成脓则热衰。东土译者，见伤寒有七日愈、六日愈及伤寒再经诸文，遂译肠窒扶斯为伤寒。或又说为热病，或又说为肠痈，说为少阴下脓血。按肠痈见证甚速，而此见证甚迟，则非肠痈也。脓之化成，自有期限，痈疡所同，亦不得以再经

傅会也。若少阴下脓血证，有得之三、四日即见者，既与三七日之候不同，且少阴病本不发热，而肠窒扶斯则先有高热，此亦其不同者也。余谓肠窒扶斯亦伤寒温热中一候。大论：太阳病六、七日，表证仍在，脉微而沉，反不结胸，其人发狂者，以热在下焦，少腹当鞕满，小便自利者，下血乃愈。所以然者，以太阳随经瘀热在里故也，抵当汤主之。太阳病，身黄，脉沉结，少腹鞕，小便不利者，为无血也。小便自利，其人如狂者，血证谛也，抵当汤主之。亦有不发狂者，大论：阳明病，其人喜忘者，必有蓄血，屎虽鞕，大便反易，其色必黑，宜抵当汤下之。病人无表里证，发热七、八日，虽脉浮数者，可下之。假令已下，脉数不解，合热则消谷善饥。至六、七日不大便者，有瘀血，宜抵当汤。若脉数不解而下不止，必协热而便脓血也。据此诸文，太阳随经则小肠也，阳明蓄血则回肠也（许叔微解此云：太阳，膀胱也。随经而蓄于膀胱，故脐下膨胀，由阑门渗入大肠，若大便黑者，此其证也。然阑门为小肠、大肠之会，则是由小肠渗入大肠，非由膀胱渗入大肠也）。夫以蓄血为患，不先切痛，而先发热，则必以渐化脓可知，今之肠窒扶斯，即此证也。其脉或微而沉，或沉且结，西人以为心脏衰弱，究之与少阴下脓血有殊矣。抵当汤为下血最重之剂，仲景垂法，犹若设方以待病者。至许叔微以抵当圆治此证，下黑血数升，狂止得汗而解，则实验已著。西人治此，昔亦主下，久之谓毒在血脉，下之无效，此但知有大黄，未知有抵当汤也。更谓三七日中或自下血，若下之则血不止，肠中穿孔，故反以止血为治，而取阿片、明矾、石灰等物为用（石灰本疗疮止血之药。崔氏治十年血利，亦取石灰一味服之，彼以治肠窒扶斯犹此义也），血则止矣。热毒在里，无可如何，乃云听其自愈，然则肠澼邪毒重者，悉将以涩药劫之，而听其自愈耶？原其治法，盖误以肠中瘀血与䘌疮同治也。《病源》有伤寒䘌疮，或食藏，或食肛。深师云：伤寒八、九日至十余日，大烦渴热盛而三焦有䘌疮者，多下，或张口吐舌，呵吁咽烂，口鼻生疮，吟语不识人，以龙骨半斤煮沉井底冷服。龙骨即石灰也。假令果为䘌疮，得此自愈，然䘌疮多下利，而肠窒扶斯不皆下利。䘌疮十余日热盛，兼上唇有疮可见，而肠窒扶斯十余日则热微，亦不见上层生疮形候，则病异治亦异也。然此自有可下、不可下两种，按二七、三七之间脓已成，则不可下，仲景太阳明用抵当汤者，本在初七、二七之间（阳明病用抵当汤者七、八日下后，又六、七日始用之。此本无发狂之候，盖化脓迟耳），脓未成也。据《要略》肠痈证用大黄牡丹汤下之。脉迟紧者，脓未成，可下，脉洪数者，脓已成，不可下，此可以得其比例矣。然则初七、二七间失下，至三七之初脓已成者，宜如何？曰：小品有芍药地黄汤，疗伤寒及温病应发汗而不发之。内瘀有蓄血，大便黑者，芍药三分，地黄半斤，丹皮一两，犀角屑一两。有热如狂者，加黄芩二两，日二三服。此主消化瘀血，不用直下，而又无劫血留毒之过（古治血利，必以犀角合黄连、地榆等疗之。见《千金》、《外台》者凡六七方。得地黄填窍，丹皮、芍药除瘀，故有石灰之利，无石灰之害。黄芩一名腐肠，知以疗治腐肠之病得名。本经言其主治恶疮火疡，则肠中疮痏自除矣。犀角杀钩吻毒，钩吻能断肠，则知犀角有保肠之功也），真可补大论之阙遗也。若已自下血者，《千金》及张文仲有疗伤寒下利恶血不止犀角汤方（干姜、犀角末、地榆各一两，蜜二合，分三服。此治热毒蛊利），甲乙方有疗天行利脓血下部生䘌虫黄连丸方（黄连三两，乌梅三两，蜡一两，和蜜为丸如梧子大，空心米饮下三十丸，再服加至四十丸），并可采用。然则脓未成宜抵当汤，脓已成宜芍药地黄汤，已自下血而不愈者，宜犀角汤，或黄连丸，此三期疗治之大略也。要之肠窒扶斯乃伤寒温病热病中一候，病已入里，即无伤寒温热之分，若译窒扶斯为伤寒，名义既不相应，不知者乃妄谓伤寒必四七日乃愈，此犹醯鸡在复，不知天地之大全也。夫抵当汤与大小承气同解肠热，而一为血瘀，一为大便结，不同也。抵当与桃核承气同治血结，而一在小肠，一在膀胱，不同也（《要略》：妇人经水不利下，抵当汤主之。注：亦治男子膀胱满急有瘀血者。彼治杂病，故可通用）。抵当与芍药地黄同治瘀血在里发狂，而一为脓未成，一为脓已成，不同也。此病皆入腹，热皆菀聚，犹不可混合如此。况于六属表里形证千变万殊，其可以一端概哉。夫麻黄、青龙、桂枝诸证，病未入里，彼称流行性感冒可也。乃如阳明之肠胃热实，少阴之厥利交作诸证，死期甚迩，既不可以流行性感冒为名，又可以窒扶斯之称笼罩乎？古昔号以伤寒，兼包五种，斯为不可夺矣。

友人有精西医者来言：顷遇一肠窒扶斯病，十日许，昏瞶脉沉，有中医以承气小剂与之，下粪无血，神情转清，逾二日腹高而坚，竟坐肠穿死，此肠窒扶斯误下之变也。余谓不然。承气本治热邪便结之剂，故下粪而不下恶血，有形之血非承气所能下，此其误也。若云误下肠穿者，既未见血，肠何由穿？盖其病现证稍迟，逮至腹高而坚，则小肠瘀血之形毕露，斯时血不下溢，腹不坳陷，正患蓄血，不患肠穿，再进抵当汤，犹当可治。如惧下血后有变，俟下血已，随以犀角汤等承之可也。举其大要，肠瘀血与肠生𧏾疮本为两病，而比例正负得以互证。凡瘀血宜下，下血宜止。任下者下后可以更止，任止者止中必当兼清。举而措之，医之能事毕矣。

伤寒温热见大小承气证，常也。至太阳随经瘀热蓄血之候，则见者甚少。及西医入，乃数数遇之。所述病型，若一定不可易者，余疑其迁延误治，故有此病型耳。当其始得病时，但以微汗微利为治，客邪不去，因以转进，犹勿药也。热甚乃以冰囊却之，使血中热邪无所发泄，血与热遂相并而结于肠，此之病型，乃医工造之，非自然成之。亦若师叶氏治温者计日防变，卒无不中。非温病必然，乃其药使之必然也（见陆九芝防其说）。彼以肠出血为可畏，不知无行瘀清热之术，恶血不化，亦决无不死也。

十二、论少阴病属心不属肾

少阴病为心脏虚弱之候，自昔误以为肾病。虽识大如柯韵伯，精诣如尤在泾，亦不能正，况其下此者乎。论称少阴之为病，脉微细，脉合于心，即此已甚明白矣。其证亦分寒热，而全身皆少热象，发热者谓之反发热，非徒中寒者然，虽中热者亦然，则经所谓心虚者热收于内也。心之虚弱，亦有微甚，其甚虚而衰惫者，中寒先跻臂，则为厥逆，移腑则为下利，如四逆白通诸证是也。其微虚者，中寒则背恶寒，口中和，附子汤证是也。亦或发热，麻黄附子细辛汤证是也。虚而中大热者，热收于内，则有心痛、口燥、咽干诸状，宜以大承气汤急下者也。微虚而中微热者，则为不眠，宜以黄连阿胶汤或猪苓汤清热者也。此四者皆直中之候，若由太阳传经者，率由误汗误下使然。如误用大青龙，筋肉瞤惕，振振欲擗地者，则以真武汤救之。发汗，遂漏不止，恶风，小便难，四肢微急，难以屈伸者，则以桂枝加附子汤救之。发汗若下之，病仍不解，烦躁者，则以茯苓四逆汤救之。伤寒，医下之，续得下利清谷不止，身疼痛者，则以四逆汤救之。此皆误药所致，而自然传入者甚鲜。推此而言，假令太阳病汗出过多，心脏衰弱，则亦传入为少阴寒证。尤在泾谓传经之热，极则生阴，可谓妙识病机者矣。在泾又云：直中之寒，久亦化热（此热字亦不当。余别有说，今姑依之），此如少阴病至八、九日，有一身手足尽热者，为热在膀胱便血之候。又如少阴病恶寒而蜷，时自烦，欲去衣被者，可治，即世俗所谓阴证换阳，皆是也。斯由心脏虽虚，未至衰惫，乍为寒薄，仓猝退挫，则但寒而不发热，少久心阳震动，复相抗拒，其因而愈者，即俗所谓换阳。其溜于腑而为他病者，即便血证是也。若承气证及黄连阿胶证，则直中之顷，已是热邪，非由传经，内虽结热，外不发热，又非在泾所谓化热者矣。至世医只知直中为寒，已失其半，其谓传经为热，大抵自太阳传于少阳、阳明，或自少阳传于太阴、厥阴（少阳篇云：伤寒六、七日，无大热，其人烦躁者，此为阳去入阴故也），而自太阳传少阴者，无是也。

十三、论少阴热证寒证

大论少阴一篇，多属心病，唯真武汤证兼有肾病耳。少阴寒证，世知为寒邪直中，若少阴热证，则皆谓寒邪传经入里化热，殊不尽然。如云少阴病得之二、三日以上，心中烦不得卧，黄连阿胶汤主之。少阴病得之二、三日，口燥咽干者，急下之，宜大承气汤。言得之二、三日，则为少阴自病，非自他经传入可知，恐此亦是热病，以少阴心脏本虚，逢迎热邪，即得直入而见是证。脉经谓风温之治在厥阴、少阴，则热病直入少阴，夫何足怪！论又云：少阴病，自利清水，色纯青，心下必痛，口干燥者，急下之，宜大承气汤。成注以为肝邪乘肾，亦不然。此本心病，于肾无与，若谓肝邪乘之者，厥阴为病，消渴，气上撞心，心中疼热，而不皆自利；假令自利，以大承气汤下之，利不止而死矣。此乃心中结热发炎，危亟已甚，幸其分邪小肠，犹得自利，通因通用，故取急下耳。与要略胸痹篇所谓心痛彻背背痛彻心者，一为心中寒，一为心中热，故彼用乌豆赤石脂丸，而此用大承气汤。今西人称心囊炎者，其即此少阴证欤。

少阴病厥利交作者，以不发热，世人不复知为伤寒。民国十五年夏秋间多患霍乱，至白露，霍乱已息。海宁有二村，患厥利下脓血者十余人，医师不识，但认为天行疫病，自得病至死，率不过二日，或少与附子，亦有愈者，然亦不知其何病也。余谓少阴厥利，应与四逆汤。便脓血，应与桃花汤。今厥利而所利复多脓血，应取《肘后》二方，轻者赤石脂汤，赤石脂、干姜各二两，附子炮一两，此即桃花汤去粳米加炮附子也

（脐下痛者，又加当归一两，芍药二两）。重者白通汤，生大附子一枚，干姜炮、甘草炙各半两，葱白十四茎，此即白通汤加甘草也。一方又加犀角半两，于下脓血尤宜，但分剂宜少减耳。其偶用熟附子数分而得起者，必其至轻者也。凡病直中少阴者，俗人不解，但呼为沙。医者见少阴篇厥利与便脓血有分，猝覩其合并者，亦以疫命之。师曰：若能寻余所集，思过半矣，浅者未之思也。

十四、论厥阴厥证并再归热

柯氏《论翼》云：太阴提纲，是内伤寒，不是外感。厥阴提纲，是温病而非伤寒。夫相火寄甲乙之间，故肝胆为发温之原，肠胃为市，故阳明为成温之薮。其厥阴伤寒表证，手足厥寒，脉细欲绝，而当归四逆汤不用姜附者，以相火寄于肝，经虽寒而脏不寒。故先厥者后必发热，手足愈冷，肝胆愈热，故厥深热亦深，所以不得妄投姜附以遗患也（以上综述柯氏说）。案本论厥阴篇中，明标伤寒者二十余事，然厥热有多少之殊，方剂有温凉之异，则知所谓伤寒者乃是广义，或为真伤寒，或为温热，视脉证而定也。当归四逆汤证则伤寒也，方中取桂枝汤而去生姜，倍大枣，又加入细辛。细辛辛温，乃甚于生姜，斯何取焉？论曰：厥者，阴阳气不相顺接，便为厥也。人身血脉自大动脉出，自大静脉入，心为之枢，势如转规，独腹部静脉有门脉者，纳脾胃大小肠动脉之血以转输于大静脉，而门脉、大静脉间，中隔肝脏，势非直达。故《素问》说厥阴曰两阴交尽，曰阴之绝阳。以是厥阴为病，则阴阳气不相顺接尤易，细辛径通上下，与生姜横散者功用大殊，故与当归同任，为顺接两脉设也。至内有久寒者，仍加生姜、茱萸以温之。然终不用附子者，肝居静脉绝续之交，职在藏血，非若心主百脉，用在弹血者，无取附子以鼓舞之也。要此尚属伤寒，故以温通为主，若厥阴温病致厥者，则必以白虎治之矣（本论白虎证仍在伤寒条下，所谓伤寒广义也）。由今验之，厥阴温病最多，而不得如少阴急下也（本论云：下之，利不止），伤寒时有之，亦不得如少阴急温也（厥阴篇有用四逆汤者二证，皆大汗大利厥逆者也。此二条不标伤寒，恐是霍乱之类，与常病不同）。观其处方，去甚去奢去泰，犹少阳之取和解而已矣。前世医师见热厥而用四逆，此误近人渐知之。近世医师又误以厥痉同言，至用至宝丹、紫雪丹以治厥，亦无有不毙者。厥为手足逆冷，痉则手足瘈疭，其候易辨，不知近人何以混之，医之败法，乃至是乎！

厥阴伤寒，自《活人》已言少见。观其厥热更作，有厥五日热亦五日者，有热四日厥三日，复热四日者，有厥四日热三日，复厥五日者，有热六日厥九日，复热三日者。今人以其少见，亦置不论。不知病非稀有，而今人误认为疫为疟，不识为厥阴伤寒耳！温热病中今世所谓再归热者，即厥阴热证也。厥冷不过数刻，其时手足四逆，鼓颔颤栗，毛发尽戴，视之正如欲绝者。厥已，旋发壮热，热数日，中间平数日，复厥冷数刻许，复热数日，如是又平数日，又厥热，比三四度始解，其初期再期，厥甚而热亦甚，三期四期，厥微而热亦微。吴又可不知其为厥阴热证，而以温疫名之，谓其邪舍伏脊募原，治以达原饮，此误也。此本热厥，脉未滑者，可借用少阴病中四逆散，或温疟中白虎加桂汤。其脉滑而厥者，里有热也，则用白虎汤，甚者可稍与大柴胡汤，所谓厥应下之也（论称诸四逆厥者不可下之。又云：厥应下之。此非相反，盖攻下如承气者在所禁，和下如大柴胡者在所用）。夫中阴溜腑，故肝病可及于胃，治肝不应，取之阳明，亦旧术然也。若高士宗所谓厥疟者，则厥阴寒证也。其候，厥不知人，牙关紧急，一时余始苏，精神委顿，六脉微虚，次日复厥，厥而无热，微微有汗，此正厥阴病然，而士宗误以为疟。夫其厥而脉微，频日比作，则厥四日厥五日未可知也。厥期未尽，故未见发热，是正当归四逆汤之治，士宗乃谓当用参芪术姜桂附以治之，是于少阴厥或相当，于厥阴厥则相去远矣。要之初起未明者，验治小便，即可以辨之。肝热病者小便先黄，少阴病小便色白，此虽厥阴寒证，然其藏不寒，则小便必不白也。夫然则厥微热甚者，频日作厥者，皆是厥阴病状，皆在大论厥阴篇中，而世人不以厥阴伤寒视之，则宜以厥阴伤寒为少见矣。先厥后热频日作厥者尚不能知，若遇先热数日后厥数日者，则必五色无主矣。

喻嘉言治黄长人犯房劳病伤寒，身热已退十余日，忽然昏沈，浑身战栗，手足如冰，下调胃承气汤，厥渐退，忽然浑身壮热，以大柴胡汤与之，热退身安，此亦厥阴热证也。其用大柴胡汤于法则合，而先用调胃承气汤为太过。

案纪氏《阅微草堂笔记》称：乾隆癸丑春夏间，京中多疫，以张景岳法治之，十死八九，以吴又可法治之，亦不甚验。有桐城一医，以重剂石膏治冯鸿胪之姬人，见者骇异，然呼吸将绝，应手辄痊，踵其法者活人无算，有一剂用至八两，一人服至四斤者。余疑此所谓疫，正厥阴脉滑而厥之候，故用石膏即愈。其以八两为剂服至四斤，则病已延八日，非暴死之疾也（三阳合病法亦当用白虎，此称见者骇异，是必有厥逆之象尔。若三阳合病，举世知为热证，必不以用石膏为怪）。

十五、论房劳伤寒证治

房劳伤寒者，旧无专名，近世粗工以温补为治；激者则谓衽席之际，人生恒事，不当以此致病，斯又驰空论遗实事也。喻嘉言治黄长人热厥，以调胃承气汤大柴胡汤愈之，其始之房劳伤寒已解于十日前矣。后徐灵胎深赞喻案，且云：伤寒差后，房事不慎，又发寒热，谓之女劳复。古人治之不过竹皮一升，然则无病而房后感风，更不宜热补可知也。按旧方有阴阳易劳复两证，阴阳易多以豭鼠粪治之，劳复多以栀豉加味治之，而亦或以豭鼠粪兼治劳复。竹皮一升方出于肘后，是疗交接劳复卵肿腹中绞痛便绝者也。据《千金》言：伤寒初差，继以房室，则小腹急痛，手足拘挛而死。然房后感风寒者，其病不如交接劳复之甚。若发热头痛恶寒如常病，则是偶尔相会，不须牵引，唯少腹绞痛为房劳伤寒之特征。至如强力御内，作劳无度，起而冷饮，致少腹绞痛，阴中拘挛，四肢拘急，手足拳者，不过半日即死。此与阴阳易交接劳复并相似。尝见豪帅王天纵以此陨命，是固非热补所治，抑非竹皮所能独任也。按大论：伤寒阳脉濇，阴脉弦，法当腹中急痛，先与小建中汤，不差者，小柴胡汤主之。是即房劳伤寒证治也。据《要略》：虚劳里急腹中痛者，治以小建中汤。交接为病，过在任脉，而冲脉别支起气街者，又适当少腹部位，以女子热入血室相例，故不差则与小柴胡汤也。论又云：伤寒脉浮自汗出，小便数，心烦，微恶寒，脚挛急，反与桂枝汤，欲攻其表，此误也。得之便厥，咽中干，烦躁吐逆者，作甘草干姜汤与之，以复其阳。若厥愈足温者，更作芍药甘草汤与之，其脚即伸。若胃气不和谵语者，少与调胃承气汤。是亦房劳伤寒证治也。后设问答，举其病状，则云：寸口脉浮而大，浮为风，大为虚，风则生微热，虚则两胫挛。举其误治，则云：病形象桂枝，因加附子参其间。斯即房劳伤寒不可热补之义。然使不用桂枝加附子，虽挛急而亦不厥，但与芍药甘草汤已足，后有谵语，则少与调胃承气，无谵语，亦不事此也。是二证者皆似桂枝汤证，独一脉弦濇腹中急痛，一脚挛急小便数，以此知其非是耳。前者不用桂枝汤而倍芍药为建中（芍药。本草主腹痛，故以为君），后者则但用芍药、甘草，亦不专以寒药治也。借使腹痛脚挛两者交作，如王天纵所患者，则竹皮必不足以疗，而惧建中柴胡亦不任，斯时进调胃承气、大柴胡辈，或当有济。如崔氏栀豉加鼠屎汤，《古今录验》栀豉鼠屎加大黄汤，亦其次也。愚意则当以桂枝加大黄汤为主，不差乃进大柴胡汤。何以言之？囊缩者本可下，如前数方皆和阳明以润宗筋，宗筋润则机关自利，是以腹痛阴挛四肢拘急皆得已。然缘于冷饮者，不宜一用寒下，必稍入姜、桂以温之。桂枝加大黄汤芍药倍桂，不患过温，与建中同意，大柴胡汤表里双解，与小柴胡亦同意也。且胁下偏痛，脉紧弦者，用附子、细辛、大黄温下，亦安知脏有宿寒而患房劳伤寒者，不当用温下法耶？一于温补，诚非；一于寒下，亦未周于病情也。

十六、杂论温病

吴又可谓伤寒由皮毛而入，温疫由口鼻而入。彼所谓温疫者，非寻常温病也，近人则谓温病亦自口鼻入矣。尝试论之，风者百病之长，风即空气也，六气虽殊，其五者悉自空气而达。人之病也，自非七情过差，及直犯水、火、兵刃、木、石、虫、兽，与夫饮食、床第之过，则必以风为长。毛窍肌肤无时不与空气接触也，口鼻呼吸无时不与空气迎送也，由风所传，寒暑燥热湿因之而达。伤寒初中，亦多有兼口鼻者，是故外方发热，而内即鼻鸣气喘，则必皮毛与鼻兼受之矣。外方发热，而内即见咽干，则必肌肤与口兼受之矣。若专感于皮毛、肌肤者，鼻、咽、肺、胃之间不应同见病象也。温病有咳逆咽干之证，以为口鼻所受，固也。冬不藏精，又伤于寒，则春为温病（按冬伤于寒，春必病温。又言精者身之本也。故藏于精者，春不病温。太仆注谓冬不按跻，则精气伏藏，以阳不妄升，故春无温病。其于精字无解。近人或谓汗者精气也，藏精即不出汗，然经明言精者身之本也，汗岂足以当此。此自当指男女媾精言，不藏精者未必遽病温也。不藏精伤于寒两者相兼，然后春为温病。由不藏精推之，按跷任力炀火之类，亦可以相例矣。或乃以桃李冬华为说，此乃天时，非关人事，其义甚缪）。是由房事强力，则毛蒸理泄，热势外行，猝遭寒气，阻其宣发，遂为郁热。比春风气温暖，其热始达于表。是始之寒，由皮毛肌肤而入，终之热，由皮毛肌肤而出，可云温病不由表入耶？即阳明内热外蒸肤表者，病发自腑，而亦必与时气温燠相迎，非竟无与于皮毛也。若春时太阳受邪，随作温病者，必其人素有郁热，外薄风寒，抗拒有力，故发热而不恶寒，然所受之邪仍自皮毛肌肤侵入无疑。世无徒具七窍不备皮肤之人，欲令口鼻感邪，而皮肤不受干犯，无是事也。然则客邪外淫之病，皮肤与口鼻兼受者多，唯迭相染易，则专由口鼻耳，然阴阳易尚自阴器入也。

再昔人治房劳伤寒者，多以温补，至喻嘉言始知用寒，其后灵胎、修园并依放焉。此乃治疗有异，能矫旧说，非谓房劳不能致病也。王朴庄、陆九芝强驳藏精之解，至引诗士如归妻迨冰未泮为证。又以为丈夫生而为之有室，人道宜然，若如旧解藏精，则为之有室者，足以杀其身而已矣。不知衽席之间足以致病，犹饮食足以伤人，人不以伤食而废餐，亦不以伤精而废内，卫生者亦去其泰甚耳。凡以房事致病者，岂独春温？经亦言强不能密，阴气乃绝，因于露风，乃生寒热。杨上善注以为强入房泻其阴气，精亡肝伤，更得寒湿风邪为寒热病，此乃其一事也。他若《仓公传》言病得之欲溺不得，因以接内。《千金》言病得之醉而使内，病得之房内汗出当风，此类何限？若谓人理自然，必无他患，是则饮食行止言语思虑，谁非人理自然者，何为悉足以致病耶！

十七、驳六气胜复及论热病暑病同异

六气胜复，有其语，无其征。说伤寒者，或云寒热互化，此甚谬。按平人气象，在寒候则血行慓疾，在热候则血行迟缓，血疾故伤寒犹发热，血缓故中暑犹见手足逆冷。验之于脉，脉盛为伤寒，脉虚为伤暑，此视心之强弱脉之张弛为之，非寒热互化也。伤寒虽发热而必恶寒，非如温热之不恶寒者，中暑独小便时手足逆冷，非如寒邪中少阴之厥逆逾时者，则寒热固有定分矣。至伤寒太阳过经但余热象者，则以寒邪积久自退，而拒邪之血脉紧张成热，热即血行慓疾为之，非寒邪之所化也。或谓受邪如饮酒，或面赤发热，舞蹈无度，或面青战栗，蜷伏不言。各视其人，不因乎酒，此于心之强弱脉之张弛得之，而忘寒热之定分也。

《八十一难》所述五种伤寒，有温病、热病。而《素问》云：凡病伤寒而成病者，先夏至日为温，后夏至日为暑。叔和例云：暑病者，热极重于温也。是则暑病、热病为一。若今之所谓暑病者，则大论所谓中暍，而与热病有殊。何以明之?《素问》称热病诸状，不言恶寒，又热病阴阳交者，其脉躁疾，汗出而热不衰。中暍则发热汗出恶寒，小便已洒洒然毛耸，手足逆冷。若发汗则恶寒甚，非若热病不恶寒也（热病阴阳交若汗出已寒栗不止则为死候。见《金匮玉函经》）。小有劳，身即热，非若热病之常热也。其脉微弱，或弦细芤迟，非若热病脉躁疾也。大抵暍病发于长夏，正血弱气尽之时（长夏血行迟缓，又空气甚薄，故气亦虚），热病四时皆得有之。长夏脉不应躁疾，而亦得有热病者，犹隆冬脉不应微弱，而亦得有少阳伤寒也。心之强弱，大剂则视时而定，小别则因体而分，故夏日有热病暍病之异。

十八、论病时温度内外不俱进退

平人气象，四时温度均衡，以摄氏表准之，肤表常自三十三度至三十五度，腋窝常三十七度，舌下常三十七度二分，魄门常三十七度五分，以是为均，而朝暮升降，或有一度之差。病发热者升至三度以上为剧，四度以上必死，此远西恒说也。然观肤表与腋、舌、魄门，其温度之差甚远，则进至脏腑与冲脉喷血之处，其温度宜更加于腋、舌、魄门也。至于病时，则比例难均矣。拘于物理之说者，谓病时腋、舌、魄门温度增高，胸腹中亦因而增高，则卤莽之论。彼以热气布濩，传注便捷，内外温度，虽素有差池，而进必俱进，退亦俱退，比例必无差池。然诸客邪初发热者，体中或宁静如常，神情亦了了不异，以表探口量之，不见热增。如蒸馒头，外已温润，内犹未彻，此可见肤表有热，舌下不必与之同进也。热病初已，徧体凉和，以表探口量之，温度尚微高于平人。甚有劳役饱食，热即复发者，不然即已，此可见菀热在里也。发热之候，有舌下温度甚高，一二日即愈者，则必胸腹之热未增也。或舌下温度不甚高而病反剧，则必胸腹中之热已增也。然则表里温度虽相传注，而以形层次第，其进退自有等差，明矣。又有扪身探口温度增高无几，而知其血热炽盛者。余戚属一女子，年十七，患脑脊髓炎，噤急掣戾，人事昏迷，脉一息八至，鼻衄如注而不为衰，然按其身则温温不甚灼热，以表探口量之，亦只摄氏三十八度，尽三日死。夫脉已八至，血行极疾，血热极炽可知，而按身探口悬绝如此，此又不可扪量而得也。若夫痈疡洪肿，势如燔炙，肠澼奔迫，魄门如烙，而他处不与同进者，其类难以枚数矣。伤寒有热结膀胱，瘀热在里，热结胸中诸证，则皆外热微而内热甚者也。疟与再归热，方其凛冽未发热时，探口量热，温度已高于平人，而四肢甚冷，是又内外相异者也。且平人肤表，有时温度亦异，观穷冬冰雪之顷，身著裘纩，则温度如故，而或攘腕外出，即冷如鬼手，斯时身手温度之异，可扪而得。又或惭恧面赤，或一处被打，其温度亦必高于余处。斯皆事验皎然者，何容强以理夺乎。

问者曰：伤寒中风之始，病皆在血脉尔，血行循环，倏忽移易，脏腑至深之处之血，即肤革下之血也，何得在肤革则热，至脏腑而平耶？应之曰：伤寒中风之发热也，以血拒外邪故然，努力撑拒，其热自作，而此拒外邪者，实肤革下之血也。倏忽回注，如役夫换班然。今有役夫舆轿而行者，负重驰远，其身必热，及换班休息，身即凉和，而代以负重驰远者，其身乃热矣。夫然，血液以拒外邪而热，少顷回入静脉，得所休息，自归于平，而代以傅肤革拒外邪者乃热矣。如是更迭久之，全身之血皆以努力拒邪，渐至劳惫，力弱任重，其热始增。又久之，虽在冲脉奥隐之处，亦渐增热，于是有胸中窒心下痛之候，此岂一时之事哉，积渐以致是也。假令初得病时，表里温度以同比例增高，里热必有烦渴之状，然得病即渴者唯温病，得病即烦躁者唯大青龙证，自余伤寒中风率不然，其非同例增高，明矣。

十九、论微生菌非伤寒热病因

微生菌者，远西近代所发明也。旧时只言微生虫，则中土亦有之。按诸书言五尸者，尸即虫尔。道书所谓三尸，本草所谓三虫伏尸（三虫体大易见，伏尸体微难见，故谓之伏），并指微虫为尸，可证也（五疰亦是虫病。疰即今蛀字，正当作蠹字耳）。《周礼》庶氏以嘉草攻蛊，左氏言女阴物而晦时，淫则生内热惑蛊之疾，《金匮要略》所谓狐惑，即左氏惑蛊病也。此即微生细虫，而与微生菌尚殊。此动物，彼植物也。唯说射工含沙射人，沙为何物？阴毒阳毒，毒为何质？则恐菌之变名。然此土言虫病者，不经数事，言沙言毒，又愈少，今西人之言菌者，则往往而是矣。凡诸时病，彼皆以菌为发病之因。或谓由热致菌，非由菌致热，盖菌类种子随处皆有，赖湿热以滋长，是故梅雨浸淫，气加溽暑，则菌类发育，偶有竹木，无不寄生。人之血本濡润物也，而空气之灌输，饮食滋味之媒孽于中者，无时或绝，但热度不盛，则菌种亦无以发荣，一旦疾行生热，则菌亦因之畅遂。何以云由菌致热乎？余谓果因热致菌，诸发热者菌当不异，何以随病而殊？且霍乱温度降下，亦有细菌可见，则非由热致菌，明矣。窃疑菌之应病，犹花之应节，节异故花异，病殊故菌殊，节自因于日之发敛，时病自因于气之差池，非花与菌能使之然。苟谓时病必由菌成，而中西之治伤寒者，未有杀菌抗毒之药，何以服之亦愈？执果求因，则病非菌成可知也。若谓有菌始能传染，寻常伤风，何以亦有传染者？伤风犹可言有菌也，而欠无菌，人所共晓，何以人之欠者亦相传染耶？盖人类官骸血肉彼此相似，是以感应为易。起尸之事，多由兽类所引，此电气所感通也。夫病亦然，其气挥发，则染及他人矣。虽种菌而成病者，其菌亦悉取之病躯，故得相传注也。唯疫疠、尸注、房帏姤精与常病有殊者，旧说因虫，今说因菌，斯得之尔。

今假设言此土旧方，亦有杀菌之用，如大论乌梅丸以治久利，其后《肘后》、《深师》等治利用乌梅者凡十余方，日本医师尝取赤利菌以梅汁沃之，渐即萎死，乃知乌梅治利其效在此。然则黄连、檗皮、石榴皮等宜亦有杀菌之用，顾未及试验耳。又说文：桂，百药之长。大论：桂枝、麻黄二汤及五苓散，悉以此味为主。笔谈：杨文公谈苑记江南后主患清暑阁前草生，徐锴令以桂屑布砖缝中，宿草尽死。谓《吕氏春秋》云：桂枝之下无杂木。盖桂枝味辛螫故也。然桂之杀草木，自是其性，不为辛螫也。《雷公炮炙论》云：以桂为丁，以钉木中，其木即死。一丁至微，未必能螫大木，自其性相制耳（以上笔谈）。此则桂长百药，或有杀菌之功，然必执是为言，则利专用乌梅，伤寒专用桂枝，可矣。乃桂枝下咽阳盛则毙。利初起而用乌悔，亦无殊效。用药者可专以杀菌为能耶！且病由菌成，菌未化毒宜杀菌，菌已化毒宜抗毒，乃西土治伤寒热病者，仍以汗下为功，或乃以冰却热，以汤温厥，为对证治疗，绝未有直入菌巢，施以剿灭者，亦未有抗毒者。则验菌只以知病，而治疗乃别是一术也。

痈疡、阴阳毒、霍乱之有菌，固也，然犹有疑焉。痈疡不相染，同在气交，同此饮食，一人病，余人悉无恙，虽吮痈挤脓，秽恶切身，亦无染者。问人未病痈时，菌在何许？一也。阳毒、霍乱盛时，虽百方欲止之不得，逮其衰歇，三数日间戛然遂止，此非人有灭菌之功，天有雨旸寒暖之异也。问菌之繁殖何以中止？菌之功能何以遽尽？二也。菌者草木之类，草木一岁一枯荣，一岁不荣，则知其根死矣。诸阳毒、霍乱等或间一岁作，或间二岁、三岁以上作，当其疾不作之岁，即知其菌不荣，其菌不荣，即知其种腐败，其根枯槁以死。问后之再作，其菌何自而生？三也。

二十、论猝病侵肺各种证治

猝病有气窒胸高者，此非结胸证。依大论：病如桂枝证，头不痛，项不强，寸脉微浮，胸中痞鞕，气上冲咽喉，不得息者，此为胸有寒也，当吐之，宜瓜蒂散。所谓寒者，痰饮之异名，此方最峻，人或难用。稍思其次，延年方治天行四、五日结胸满痛壮热身痛，以苦酒二升半煮苦参一两，吐之。既云壮热身痛，则未得为结胸，亦瓜蒂证之类也。苦参方亦峻，更思其次，大论云：发汗若下之而发烦热胸中窒者，栀子豉汤主之。伤寒五、六日，大下后，身热不去，心中结痛者，未欲解也，栀子豉汤丰之。此亦可斟酌取用（栀子豉汤亦兼治腹满而喘者，然则无论胸窒腹满但见有上气喘急者，皆可与栀子豉汤。柯氏治温病喘者又取麻杏甘石汤，然胸高且痛则不任此）。大抵此病为热入膈中，与津液相搏而成痞满。在太阳为半里证，在阳明为半表证，剧者必用瓜蒂散、苦参汤，轻者但用栀子豉汤。今人舍此数方，专以轻剂清肺求效，不知气窒乃膈之所为，非肺之所主，是以卒无一验也。其有用栀豉者，又必取栀子熓焦，杀其寒性，大可笑矣。

肺之职在司呼吸，而膈亦以升降辅之，肺属太阴而为开，膈属厥阴而为阖（膈即膻中，见前）。夫肺病所以得咳者，正以太阴为开耳。其支饮不得息者，非太阴开折，则必厥阴过阖，使开者从之也，开阖相戾，则借枢转以调之。瓜蒂散所以用赤小豆者，转少阴之枢也。余见今世所谓肺沛斯德者，恶涎逆于肺中，肺脏痞胀，呼吸欲绝，胸胁结痛，引及缺盆，咳逆不利，时亦吐沫，五色无定，剧者自旦至夕肺裂而死。此候胸中膜满，空气不得输入，故死后瘀血在身作青紫色，亦阖病也。葶苈大枣泻肺汤常法为治支饮不得息者，然更宜视其证状，若难息，外证发热，寸脉微浮，胸中痞鞕，气冲咽喉，不得息者，其候稍重，宜瓜蒂散。若胸部结痛脉沈而弦者，此候最重，非下十枣汤不治，厥冷者更宜白散。若但有咳嗽上气，胸部不痛者，此今所谓肺炎，太阴之开未折，小青龙加石膏汤、越婢加半夏汤、麻杏甘石汤量寒热多少汗之可也。其胸部痞痛，咳唾短气不足以息，而外无寒热者，是乃胸痹，治法又绝殊矣。

肺炎者，亦伤寒温病之一部也。审为肺胀，宜越婢加半夏汤。其咳嗽发热喘息不甚者，无汗宜小青龙加石膏汤，有汗宜麻杏甘石汤，非难疗之候也。然当视其脉浮大有力者，或浮紧有力者，乃可任此不疑，非是则当变矣。有咳嗽发热未见危候，数日身忽壮热，加以喘急，脉反微弱，直视撮空，丧其神守者，此肺虽膹满，而脉反更衰，血痹不利，心脏将绝。脉法云：伤寒咳逆上气，其脉散者死，谓其形损故也，此最危之候也。夫太阴失开，开之而少阴转绝，亦唯枢转少阴以调之，汗药寒药皆在所禁矣。且脉微弱而反壮热者，何耶？脉法云：阳反独留，形体如烟熏，直视摇头者，此心绝也。成无已注：肺主气，心主血，气为阳，血为阴。阳反独留者，则为身体大热，是血先绝而气独在也。形体如烟熏者，身无精华，是血绝不荣于身也。心脉挟咽系，目直视者，心经绝也。头为诸阳之会，摇头者，阴绝而阳无根也（以上成说），然则此证麻黄必不可用。《要略》咳嗽篇云：以其人遂痹，故不内麻黄，若逆而内之者，必厥。所以然者，以其人血虚，麻黄发其阳故也。至于寒药阻遏脉道，其戒更不言而喻矣（余见西医治此，有用强心剂数服，神清喘止，其热渐退而愈者，初疑其偶然会悟，推问乃知其有法。且云专任强心，虽不治喘咳亦效，是盖治病求本，深有所得者)。此证在伤寒论中，当以真武汤加干姜、五味、细辛为主，盖神明不倾，则直视撮空自已，血脉调利，则壮热自衰，而喘咳亦解，不当以热证治之，亦不得以表证视之也。喻嘉言治赵室案，见其咳声窘迫，壮热不退，脉速无力，肌肤枯涩，医者用河柳、犀角，表里不解，且引热邪直入心脏，视胃实谵语更增十倍，乃至体如烟熏，直视摇头而终，谓当用麻杏甘石汤治之，然此可治脉紧血盛者耳。脉既无力，则懈弛不收，其血自痹，麻杏甘石适足以增痹而重虚也（彼病服白虎汤稍退者，乃暂时劫止之力，于病无损也)。彼与犀角而致视语直视者，亦非引热入心，正以犀角为止血之药，凡热淫血溢，治以咸寒，若血利大衄之属，得犀角而自解，今脉弛血痹如此，而更饮以犀角，乃促其心之绝矣。夫邪气盛则实，正气夺则虚，谵语直视，多因邪气壅盛使然，而正气虚夺亦有之。是故亡阳可以致谵语，心绝可以致直视，其时虽有客邪，而有所不能攻击。当其脉数无力未至谵语直视也，斯时已当固护其心，无取以清肺为快，纵未可遽与真武，以小青龙去麻黄加茯苓与之可也。其次如华元化五嗽丸（桂心、皂荚、干姜等分)、《千金》桂枝去芍药加皁荚汤。亦可酌而取也，麻杏甘石断非其治。明如喻氏，而犹不达于此，然其药既未下，故世人莫能显征其失焉。或者乃引叶氏温邪犯肺逆传心包之说，以皮傅病机。然苟非血痹，虽热邪袭心，只为懊侬不眠而已，栀豉、猪苓、黄连、阿胶诸方多足治之，安有直视谵语诸危候也。要知手太阴肺病于伤寒只为太阳里证，而有寒热虚实之殊，血不痹者，专责之肺，自是小青龙越婢之治。血若痹者，此乃危及少阴，必责之心，乃为真武之治。仲景制真武一方，用心审谛，度越常蹊，而世人但以治衰老虚喘，其于外感咳喘则未见用此者，于今乃知其精绝也。

二十一、论阳毒温毒证治

《小品方》有温病发斑，远西谓之发疹窒扶斯。今又有猩红热者，赤斑如云，咽喉为烂，则阳毒至剧者也。西医以为病因皆不在肺，余验一切斑疹，日晡必潮，以潮热为阳明候，此为手足阳明病无疑（大肠蓄血，上连胃腑，势必延及小肠，然当以大肠为主）。夫麸疮之作也，不彻则已，彻则见于皮毛，中间无留匿于肌肉者。又其候必兼咳，是乃阳明为主，而上行旁达以干于肺，疏其肺，和其肠胃，可也。夫阳毒之作也，咽喉必烂，腐肿起于咽与廉泉，以比邻蔓延及喉，斑片隐轸于肌肉，而后外达肤表，斯则专以阳明为主，夫肺固其末已（斑疹虽不腐咽者，亦隐轸于肌肉，下至风斑小病亦然，此为异于麸疮），《金匮要略》以升麻鳖甲汤治阳毒，北方医师尝试之无效，刘守真防风通圣散双解表里（本取范汪雪煎遗意，而药味增多），今人移以治此，亦或验或不验。盖咽喉干燥，大论有发汗之禁，况于已成脓血者，麻黄、防风、芎、苏、芥、薄必不应连汇而任，虽以下药牵制，犹患其过。大抵阳毒之治宜任内消，而不专责外散。活人化斑汤以白虎加人参、萎蕤、似得其要。然此但为温病发斑之治，终非真阳毒也。近代吴鞠通以斑疹分言，发斑者用化斑汤，而变人参、萎蕤为玄参、犀角（此以犀角去毒，玄参主疗疮痒也）。发疹者用银翘散，去豆豉，加细生地、丹皮、大青叶、倍玄参，于化斑汤则去人参，于银翘散则不去薄荷、荆芥，夫亦疑于涉肺也。其甚者或用调胃承气汤。持论以为疹不忌下，则见之甚谛矣。非夫银翘散之力小任重，防风通圣散之两端徼幸者比矣。于阳毒终未备也。夫咽喉者胆之使也，活人治热病发斑，用猪胆鸡子汤，则猪胆汁二合，鸡子一枚，苦酒三合也，移治阳毒为最合。世有用牛黄、真珠治此者，亦往往得愈。其方得之笔工，而托于神授，今遂以为要药。牛黄，胆汁也，宜治胆，真珠生于介虫，而功与鸡子白又相似也，然其方又有壁镜象牙屑等，则不可的知者也，今人有疗此者，或借丹毒方治之，往往得效。按《小品》、《千金》诸方皆言丹毒起于肉中，如丹涂之色，大者似手掌，次亦如钱，其治以赤小豆和鸡子白涂之，则用珠不如直用鸡子白矣。《小品》又有漏芦汤，以漏芦、白敛、黄芩、麻黄、白薇、枳实、升麻、芍药、甘草各二两，大黄三两，合十味为汤，治之取利，是与通圣散方剂相似，然所主在利，则与首鼠观望者不同。谓宜加赤小豆、鸡子白于汤剂，其庶或尽善欤。

《伤寒序例》曰：冬伤于寒，发为温病，更遇温热，变为温毒，为病最重也。按温毒即温病发斑，今世所谓发疹窒扶斯者，此与阳毒相似，而斑各分粒，咽喉不为之烂。化斑汤专任清胃，与温病之治合。小品更有葛根橘皮汤，以麻黄、葛根与黄芩、知母同用，则犹守真之双解散也。又有黑奴丸，以麻黄与大黄、芒硝同用，而加入黄芩、釜墨诸物，则犹守真之通圣散也。此为经常治疗。虚者或用保元汤辈，亦因得愈，此犹伤寒温病各有虚实之殊，拘于一方则滞尔。大抵发斑不彻，即不可以白虎遏之。肘后疗温毒发斑黑膏方，以生地黄好豉猪膏和之，内雄黄、麝香如大豆，服之毒从皮中出，其力过保元汤甚远，且发斑不彻，必胸中热闷。《古今录验》漏芦橘皮汤，以漏芦、橘皮、麻黄、杏仁、黄芩、甘遂治温毒心闷吐清汁者。其任甘遂，较黑奴丸硝黄亦为中病。后世唯钱仲阳以一味大戟治豌豆疮黑陷，为能知其意耳。此与黑膏同治发斑不彻，而又有虚实之异也。

二十二、论 肠 澼

肠澼有最烈者，奔注无度，一昼夜或百行，此责小肠，太阳为开也，然其谷道发热，有如炽炭，是亦阳明阖之，斯所以异于洞泄矣。其里急后重者，此责大肠，阳明为阖也。然既里急，则小肠固开。大论白头翁汤证，乃在厥阴篇，以厥阴亦为阖故。且肠中回血，大抵自门脉而入肝，以注于大静脉，门脉者起于小肠，故小肠虽开，而终为厥阴所阖，则知里急后重之证，病所在大肠，病机必责于厥阴，此古人深诣之论也。喻氏以为肠澼之治当从少阳，取小柴胡去半夏加栝蒌汤，倍增柴胡，以为的药。今医师用此，利止转为寒热往来，因以得解。此以小肠之开，大肠之阖，责之少阳之枢也。少阳为枢，与厥阴又有雌雄表里之应，枢转少阳，厥阴亦无事矣（肠澼奔注无度者，通因通用，当取大黄、黄连、甘草三味。余在日本见老医治伤寒者遇此即与葛根黄连黄芩汤，亦多得愈，附识于此）。

古者滞下洞泄皆称利。唯《释名·释疾病》篇：

泄利，言其出漏泄而利也。下重而赤白曰腨，言厉滞而难也。分别最审。仲景与成国同时，乃一切用利之名，则以医家不轻变古尔。按大论所谓利者，前五篇皆指洞泄，厥阴篇则指肠澼滞下。唯少阴桃花汤证云：下利不止，便脓血。四逆散证云：泄利下重。此利亦为肠澼。厥阴篇首云：下之利不止。此利亦若为洞泄也。洞泄肠澼其候绝异，而同受利名。《八十一难》称泄有五：有胃泄，有脾泄，有大肠泄，有小肠泄，有大瘕泄。大肠泄色白，小肠泄便脓血，少腹痛，大瘕泄里急后重，数至圊而不能便。此皆肠澼，而与胃泄、脾泄同得泄名。然方固有通用者，如葛根黄芩黄连汤、三泻心汤、理中圆、赤石脂禹余粮汤，本以治洞泄也，以三泻心汤治肠澼，往往得效。其肠澼奔注者，则葛根黄连黄芩汤。肠澼淹久者，则理中圆、赤石脂禹余粮汤。方既通施，故名亦不异欤！

二十三、论霍乱证治

霍乱吐利四逆之证，多起夏秋间。依大论：热多欲饮水者，用五苓散。寒多不用水者，用理中丸。四肢拘急手足厥冷者，用四逆汤。脉不出者，用通脉四逆汤，或兼用白通汤。烦躁欲死者，用吴茱萸汤。并见霍乱少阴二篇。《千金》于手足厥逆脉绝者，更采用当归四逆加吴茱萸生姜汤，去大枣，加葛根。余十六岁时，尝见一方数百里中，病者吐利厥冷，四肢挛急，脉微欲绝，老医以四逆汤与之，十活八九。三十岁后，又见是证，老医举四逆汤吴茱萸汤与之，亦十活八九，此皆目击，非虚言也。而五苓证则绝少见，理中证亦其不极者耳。

夏时得此，何也？大凡心脏搏动，借酸素输致之力，夏时空气稀薄，酸素寡而心脏弱(《千金》以五味酸药为生脉之剂即此义)，冬即反是。是故冬日气寒，则血脉之行疾，夏日气热，则血脉之行迟，加以汗出阳虚，心转无力，鼓舞血脉，愈且懈矣。观夫伤寒脉紧，而暑病则多弦细芤迟之脉，所谓脉盛身寒，得之伤寒，脉虚身热，得之伤暑，非独病时为然，血脉流行，冬夏亦自有张弛也。夫知此则可以知霍乱之原矣。岁暮严寒，冰雪凛凛，而人之处其中者，脉劲血驶，戒备亦严，是以乍得伤寒，多为阳证。其得少阴证者，必平时心脏特弱之人也。夏秋间气或稍凉，或虽甚热，而深夜当风，卧中失复，其寒较之冬时不逮远甚也。然以久处炎歊，心力弛懈，脉行甚迟，猝遇寒邪中之，营卫虽欲抵拒，而素不设备，遇敌迟挠，则唯任其直入。寒入而厥，血脉不能收摄水分，上下出于肠胃而为吐利，旁出于肤而为魄汗，水分尽泄，则血如枯衃脉欲停止，于是死矣。冬时寒虽甚而易制，夏时寒虽微而莫当，守备有殊，而勇怯之势异也。徐灵胎不解此义，以为大论所谓霍乱者。因于伤寒。而今吐利出于夏时，则非霍乱，四逆汤服之必死。不悟大论所说者为伤寒，而今之发于夏秋间者为寒疫。叔和序例云：从春分以后至秋分节前，天有暴寒者，皆为时行寒疫。今谓当风失复者皆准此。夫以盛阳气柔，脉素惰缓，为寒所薄，则病更极于伤寒（叔和云：寒疫与温暑相似，但治有殊耳。然非特治殊，其见证亦有异），是以发热头痛之霍乱，夏秋间不可得见，而死期猝极，亦无有过经者。则以伤寒尚缓，寒疫弥暴也。徐氏所谓服四逆汤必死者，此乃夏时偶伤饮食致然，本非霍乱。夫呕吐而利，其病众多，非独霍乱一候。尝见霍乱起时，老医与四逆茱萸，用之神效。改岁有偶患吐利者，新学不识，竟与四逆致毙，其识者或与半夏泻心汤，病即良已。则前者为真霍乱，后者为寻常吐利尔。霍乱无有不吐利，而吐利不必皆霍乱。大论太阳篇：伤寒发热，汗出不解，心中痞鞕，呕吐而下利者，且以大柴胡汤主之。此与霍乱乃有冰炭之殊矣。然其辨亦易明也，大柴胡证为太阳伤寒久未罢者，与夏秋霍乱暴至者固殊，诸泻心证初无手足厥冷脉微欲绝之状，且霍乱所泄者米汁，而溲便甚少，非若鹜溏肠垢之淆杂者（今西人以肠中不痛者为霍乱，痛即非是。盖痛则不通，通则不痛，其理易明。太阴之为病，吐利腹痛。治虽用理中辈，然非霍乱），自非粗工，安有目眯黑白者也。若真霍乱证发于冬时，与伤寒相属者，头痛发热，容有之矣，与寒疫相属者，则热象不可得见，是以经言长夏善病洞泄寒中。徐灵胎、王孟英乃云：绝未见有寒霍乱者，岂当时适未遇之，抑过为矫诬之论也（近人陆九芝善治温热，悉归本于《伤寒论》，痛斥叶天士、吴鞠通辈生地、麦冬、犀角、牛黄之非，议论快绝。至治霍乱，则鞠通敢用四逆理中，而九芝独为异论，乃其所谓霍乱者，实无吐利形证，不知何以混称也）。按灵胎治迮耕石暑热坏证，脉微欲绝，遗尿谵语，循衣摸床，以为阳越之候，急以人参附子与之，三服得生。然则暑热阳越，尚为虚寒欲绝之状，岂暴寒所劫，而无寒疫耶，斯实一间未达矣。

西人治霍乱有以阿片制止者，此即斗门方中御米止利法也。民间无医，亦有以矾石、石榴皮涩止者，其用与阿片同，轻者得止，剧者仍无以愈之。独以盐水注射脉中，虽危极亦有起者。按盐水探吐，本《千金》治干霍乱法，而今施于吐利，世多不解其故。余以盐水能收摄血脉，周官疡医称以咸养脉，少俞曰：咸入胃也，其气走中焦。注于血脉，脉者血之所走也，与咸相得，即血凝。尝观俗人有争血统是非者，两人各刺血注之水中，水或有盐，则两血相聚，是其证也。亦能收摄水分，令不泄出，许叔微以禹余粮丸治水胀，称食盐则水胀再作，是其证也。是以咸能凝血，亦能调血，阴阳大论称心欲软，急食咸以软之。霍乱血结如块，用盐水者，非取其刚，而取其柔，夫治有异法而同愈者，盐水与四逆茱萸二汤近之矣，非温凉相反之谓也。

问曰：《别录》香薷主霍乱腹痛吐下。《唐本草》薄荷主霍乱宿食不消。陶隐居云：霍乱煮饮香薷，无不差。《千金翼》治霍乱，有一味香薷方，有一味鸡苏方，救急疗霍乱腹痛吐利初觉不好者，用香薷汤（香薷、小蒜、厚朴、生姜四味）。广济疗霍乱吐利，用扁豆汤（扁豆叶、香薷叶、木瓜、干姜四味）。恐心脏垂绝，不应辛散发汗？答曰：言腹痛则非无阻拒，言宿食则不关血脉，此非真霍乱，特以霍乱为名耳。然如活人所标夏月中暑霍乱，其候吐利厥冷，冷汗转筋，与其霍乱尽同，唯腹痛口渴为异，既厥且汗，而更以香薷散疗之，则偾矣。愚谓厥逆冷汗，虽腹痛亦当责之少阴。少阴下利，本自口渴，当取四逆散加炮附子，以薤白煮散三方寸匕与之。又《小品》称热毒霍乱，理中四逆太热，宜竹叶汤（竹叶、小麦、生姜、甘草、人参、炮附子、肉桂、当归、芍药、白朮、橘皮十一味。此仍以理中为本，但改干姜为生姜，而又加炮附子，则较理中反热，其要在竹叶、小麦耳）。方有炮附子，则厥汗得已，有人参、芍药、当归，则腹痛自定。有竹叶、小麦，则口渴可解。不知用此二方，而取香薷散，是活人之谬也（假令渴甚饮新汲水自定者，吐利亦当止。不止，非服竹叶汤不治）。

民国十五年夏，鄞范文虎以书问曰：前此二十岁霍乱大作，非大附子一两，连三四剂不治。前此五年，霍乱又作，以紫雪和生姜汁冷调服亦愈。去岁霍乱又作，以酒炒黄芩一二两治之；今岁霍乱又大作，仆用王清任解毒活血汤进三四剂，服后化大热得已，而进姜、附者多不救，将岁时不同，不可执一乎？答曰：严用和云：吐利之证，伤寒伏暑皆有之，非独霍乱，医者当审而治之。夫常病之吐利者，自肠胃涌泄而出，是以利必有溏粪，吐必有余食。霍乱之吐利者，自血液抽汲而出，是以溲如米汁，而溏粪余食鲜见。且肠胃亦不与相格拒，无腹痛状，心合于脉，脉为血府，故血被抽汲则脉脱，脉脱而心绝矣。夫以血脉循环，内摄水汮，其凝聚之力甚固，曷为不能相保，使如悬溜奔瀑以去哉。此士论之精，则以为寒邪直中少阴（心脏是）。西人论之粗，则以为腹中有霍乱菌。要之邪并血分，心阳挠败，力不能抗，彼亦不能立异也。俗方或取明矾、石榴皮、铜青为治，皆有杀菌用。大方唯以通脉为主，是犹兵法攻守之异矣。王清任之为解毒活血汤也，欲两有之以为功，其主药乃在红花、桃仁，红花五钱，行血通脉之力亦不细，桃仁八钱，则杀菌之功伟矣。足下又以其方进三四剂，所以治有奇效，而非夫徐王岐说比也。然清任自云：一两时后汗如水，肢如冰，是方亦无功，仍以附子、干姜大剂治之。然则始起即厥者，必急用姜、附可知也。足下谓今岁进姜、附者多不救，此进姜、附者何人哉？意其诊断不审，以伤暑吐利为霍乱，则宜其不救矣。夫大疫行时，非遽无常病也。长夏暴注，汩汩乎不可止者，其剽疾亦与霍乱相似。医者狃于所见，遂一切以霍乱命之，识病先误，其药焉得有效耶？去岁用黄芩而愈者，亦必肠胃常病也。凡诸吐利，轻者进平胃散亦得止，甚者以半夏泻心汤与之，什愈八九。及霍乱作而半夏泻心汤不足任者，以其所吐利者出自血液，而非肠胃水谷之余，故合芩、连、干姜、半夏之力而不足以遏之也。若夫肠胃常病，则黄芩自擅场矣。仆以为霍乱初起，腹不作痛，利如米汁，其可断为霍乱已明。唯厥逆未见，或不敢遽与四逆，而理中平缓，不足以戡乱禁暴，专任黄芩，又有不辨阴阳之过。无已，可取圣济附子丸为汤，以附子强心，以干姜、黄连止吐利，以乌梅杀菌，每服六钱（生附子一钱，干姜、黄连各一钱五分，乌梅二钱），是亦与清任第一方同功，贤于专任黄芩万万也。紫雪生姜汁治法，仆记前五年霍乱作时，亦多赖附子得起，此仍四逆流亚，不知服紫雪生姜汁者果何证状，恐肠胃不调吐利之候，必非真霍乱也，足下以为何如？

西医之论霍乱也，以饮食不洁病菌入肠为其因，于寒邪则不论。于心脏虚弱则不以为因，而谓其果也。自智者观之，菌非病之因也，伤寒、热病以杀菌抗毒为治者绝少，汗、下、温、清，病皆得愈，霍乱则中西皆有杀菌剂矣。然则伤寒热病之有菌也，特可以为病之旗表，而因不在焉。霍乱之有菌也，若可以为病因者，要是诱致病发之助缘，犹非其正因也。何以言之？菌者草木之类耳，人食毒菌而病，与其食毒药同；菌之入于人体而为病，亦犹服药致病然也。霍乱菌之致吐下者，犹人误服吐下之药也。然其菌只寄于肠，其病不当发于食道以外，纵令菌类蕃殖至亿兆京垓不可数，尽肠胃之水谷腐余涌泄去之可也，何缘使血中水分随之以去耶？若曰肠胃枯渴，血中水分自趣赴之，则夫飧泄暴下，与误服巴豆而一时吐下至数十行者，何以不殃及于血中水分也。血中水分之被泄，则知心脏之不能收摄血液明矣。又水分既失，全体枯燥，故使肌肉尽脱，两腓转筋，必然之势也。然当其吐下时，鬼门大开，冷汗如注，孰推而行是哉。洚水之行也，大渎决则支渠绝，势不两行，今菌只在肠，何为旁轶及于汗腺？血中水分被摄而出，以咽门魄门为通道，当一径赴之，何缘横溢出于肌肤之外？非心虚脉懈，失其节制，又何以致是乎？又失水以后，体温不得传达，驯致厥冷可也。然有吐利将作，手足先已厥冷者，是非心力衰弱，为寒所薄，又何以有是耶？要之菌在肠部，而泄漏徧于脉中，惨变见于四体，则必心弱为内因，寒邪直中为外因。故当风冷卧失复虽小事，较之于菌则为要害矣。夫有菌而致吐下，与服吐下之药而应者一也。然诸误下坏病，或为利不止，或为结胸，或为痞，或外不解而胸中窒，或身重心悸，或喘，或但津液少，其变态与病之轻重亦各异，则脏腑强弱不同之为也。凡同饮食者，其染霍乱菌当同，然或染之以病以死，或但微下，或不病，非脏腑强弱不同，又何以分焉？若云是系肠胃不系心脏者？不思心强则脉有力，肠胃虽被侵，以脉有力故能翕聚水液于血中，不令渗漉，故微利而即起，反是即病且死。独其不病者既无心之强弱可征，独云肠胃厚也可尔。

吐下为肠胃形证，过则肉消。而旧说脾合于肉，故《素问》只以太阴厥气上逆为霍乱因，未及探其本也。巢氏谓霍乱有三名：一名胃反，二名霍乱，三名走哺。

删繁论则以是三者分属上、中、下三焦，故《圣济总录》之论霍乱专以三焦为主。按三焦者决渎之官，于津液无不统，今食道吐下而腠理间复出大汗，此当属三焦，一也。《脉法》云：形冷恶寒者，此三焦伤也。然则未吐下而先厥冷者，当属三焦，二也。后人持论审于前人者，斯类近之矣。虽然，心以少阴、三焦以少阳同为枢者也。枢不独折，必心败而后三焦从之，心以君火当阳，三焦以相火助化，未有君火不熸而相火独熄者。观夫魄汗之出，四肢之厥，惟心弱脉懈神机不转为之因，故专推因于三焦者，犹失之疏也。

按仲景治霍乱用四逆，肘后依之，《千金》更出当归四逆，皆治真霍乱也。今人或谓霍乱由印度传入，在西历一千八百二十年。顷校陆以湉《冷庐医话》谓嘉庆庚辰年后，患霍乱者不绝。陈氏《医学实在易》谓庚辰辛巳两岁，闽中患此死者不少。王氏《医林改错》谓道光辛巳，病吐泻转筋者数省，与彼说年岁似符。然使素无此疾，当见之愕眙，何以陈氏乍见即知为霍乱，即知用旧法四逆汤？王与陈相隔四千里，何以亦知古称霍乱，治以姜附？且吴氏《温病条辨》成于嘉庆戊午，在庚辰前二十余年，已云：霍乱长夏最多，伤人于顷刻间，治用四逆汤。则知病本常有，庚辛二岁，始传染数省耳。昔《千金》、《外台》详论癞与脚气，活人、白云详论阳毒、温毒，知当时其病盛行，后世则言此者渐稀，而今阳毒温毒最为昌獗，癞与脚气亦转多。则知病之盛衰，亦各有时，不得以盛时为始起也。

二十四、论干霍乱寒疝脏结同异

今世所谓干霍乱者，寒疝之属也（许仁则已有干霍乱名），走马汤、白散、备急丸治之。然《要略》云：心气不足，吐血衄血，泻心汤主之。方下云：亦治霍乱。此必指干霍乱言（干霍乱亦有直称霍乱者。《秘要》录胡洽四神丸云：主霍乱冷实不除，方中用干姜、附子、桂心、巴豆四物，此乃干霍乱直称霍乱也）。不然，岂有吐利交作，厥逆脉微，而复以大黄济之哉？干霍乱不用温下，而以大黄黄连寒药折之，则干霍乱亦有热证，犹霍乱吐利有热毒证也。若《幽明录》称张甲患心腹胀满不得吐利死，蔡谟梦甲言我病名干霍乱，取蜘蛛生断去脚吞之即愈。后有干霍乱者，谟试用辄差。乃以治狐疝药移治干霍乱耳(《要略》以桂枝蜘蛛作散治狐疝）。其有手足厥冷自脐以下痛引阴筋者，俗称小肠气，亦寒疝也。而病因乃在厥阴，以当归四逆加吴茱萸生姜汤治之，未有不得活者（此病有甚轻者，俗以荔枝与之亦愈），若误用走马汤辈，则下利不止而死矣。而干霍乱误用当归四逆，亦不可治，同一寒疝，其异乃如此。此中分别，干霍乱则痛偏胸腹，小肠气则自脐以下引及阴筋。若夫上如结胸，下引阴筋痛不可忍者，大论所谓脏结，本为死证。脏结或时下利，则与干霍乱易分，其不下利者，以舌上白滑、寸脉浮、关脉小细沉紧为候，亦得与干霍乱为别，其治大体与小肠气同，而与干霍乱绝异。故大论云：不可攻也。柯氏谓温以四逆，尚有可生之义，理或然欤（今西医谓疝有三种：一小肠下口闭塞作痛，粪从胃中吐出，名吐粪证。二小肠痉挛作痛，不吐粪。三小肠弛长，旁自鼠鼷坠入阴囊作痛。然第三证乃《千金》所谓肠颓：陈无择所谓肠边膋系不收，堕入囊中者。凡颓皆是狐疝之类，非寒疝属也）。

《活人书》杂方第十三返阴丹下云：若是阴证，加以小便不通，及阴囊缩入小腹，绞痛欲死者，于脐下二寸石门穴大段急灸之，仍须与返阴丹、当归四逆加吴茱萸生姜汤，慎勿与寻常利小便药也。按此亦脏结寒疝之类，当归四逆正为的方，若返阴丹有流黄太阴玄精石辈，未知其适中否也。宋人所谓阴毒，多少阴伤寒及脏结寒疝之属，而滥以仲景所谓阴毒当之，名实不相副者甚众。

二十五、论鼠疫即阴毒并治法

今世有鼠疫者，其说先见师范滇系，亦称黑死，以死后瘀血之色见于皮肤也。其候发热甚壮，腋间结核，或在季胁，不过八日死，剧者不半日即毙。宋世称黄肉随、黑骨温，喻氏《尚论篇》：明世称为纥笞温。此五尸之属也。肘后有雄黄大蒜丸酒服一方。余审思之，则为瘰疬之至急者。崔文行云：肌肉中肿痛结脉，寒热如瘰疬，痛不可近，急者数日杀人。《千金》谓恶核与瘰疬相似，卒然而起，入腹即杀人。皆是物也。昔人于瘰疬已称鼠瘘，淮南所谓狸头愈鼠者，《刘涓子鬼遗方》有狸骨散（用狸骨、乌头、黄连三味），固知为鼠所传染已，然旱獭亦有传染者，非独鼠也。延年丹参汤，用丹参、蒴藋、甘草、秦艽、乌头、独活、牛膝、踯躅花、蜀椒九物，于此为特效。又有鳗鱼丸，用鳗鱼、豪猪皮、瞿麦、巴豆、斑蝥、猪脂、蟾蜍七物，此乃双引其毒于前后便，唯猝难合耳。若更精求病因，凡马刀挟瘿之属，皆属少阳。虽云足少阳胆动为病，然与手少阳三焦相系至深，大抵肌膜结核必内外合邪，外感毒疠合于素有之痰涎秽浊，凝而为核，而痰涎必责之三焦，彼中称腺沛斯德者，即谓病在三焦也。前后医籍或误谓脾肾之疾，唯庞安常谓邪蕴三焦，为得其情。三焦病何以速毙？曰：寻常时病及少阳者，里多支结，而肌肤犹有所泄宣，故结聚成疱者少。今外既结核，三焦壅而不行，卫气闭而难出，则顷刻并入于营，血之所注，本在三焦通会元真之处也，今营无所泄，则顷刻并入于心，故瘀血青黑而死也。三因控涎丹其此之主方欤（疫疠至急，不得守少阳戒下常法）。若《千金》以五香汤、一物吴茱萸汤治恶核，恐药缓不逮。上所说者腺沛斯德，中土多见之，又有肺沛斯德，胸胁结痛，时出涎沫，或黑、或红、或青、或黄，《尚论篇》称为瓜瓤温，云南称曰红痰证，死后瘀血青黑亦相似也，故通谓之黑死。此中土所少见者。清之末祀，余一戚属死焉。前已述瓜蒂散、十枣汤、白散三方，舍此无药也。据《要略》：阴毒面目青，身痛如被杖。《脉经》：阴毒咽喉不利，毒气攻心，心下坚强，短气不得息，唇青面黑，四肢厥冷。言如被杖，则瘀血青紫可知，此似即肺沛斯德。而脉经更有腹中绞痛。腹中盖胸中之通言耳（宋人多误以少阴证为阴毒，郭白云、许叔微皆然）。

二十六、论急性粟粒结核证

急性粟粒结核者，此土自秘要方以上不与伤寒温病天行同论，自西医始申之，其言曰：急性粟粒结核，其原为结核菌窜入循环器内，输送各脏，而生无数粟粒大之结核。结核菌窜入径路，以静脉为最多，即淋巴腺或肺组织先起干酪性崩坏，继则邻近静脉为所腐蚀，内皮中遂生结核。初病时与伤寒相似，发热不恶寒，脉数，呼吸促，呓语，舌苔干燥，间发蔷薇疹，下利。唯热之经过不规则，诊断时以脉膜有结核者为定。病七日肺脑诸证皆作，呼吸困难，颜色苍白，项强，瞳子左右不同，三七日必死。按此亦恶核之属，而九瘘则其本称也。易通卦验云：立春未当至而至，人多病粟疾疫。郑注：粟，痤肿也，宜即此病。《集验方》称九瘘，五曰蚍蜉瘘，始发于颈，初得之如伤寒。九曰转脉瘘，始发于颈如大豆，浮在脉中濯濯，脉转苦惊惕，身如振寒热。据彼称发热不恶寒，则蚍蜉瘘为近，结核在脉，则转脉瘘为近，要之微有异同耳。西人于此亦无疗法，集验于蚍蜉瘘则云礜石主之，防风为佐。于转脉瘘则云斑蝥主之，白芷为佐。《千金》有疗转脉瘘十七味方，崔氏有疗九种瘘八味方，大抵皆以斑蝥为要药，而十七味方中礜石，今世所无，如崔氏方盖不难致耳。其方如下：

芫青二十枚去足翅熬　地胆十枚去足翅熬　斑蝥三十枚去足翅熬　生犀如枣核大屑　豉四十九粒　大豆黄卷一百枚生用　牛黄枣核大　蜈蚣一枚肥大者折取一寸半微火熬

上八味，捣筛蜜丸如梧子，平旦服二丸，其瘘虫皆从小便出（按芫青、地胆、与斑蝥一类之异名耳。今但用斑蝥六十枚可也）。

又广济方亦有疗九瘘八味方，其方如下：

芫青去足翅　海藻洗　昆布洗　雄黄研各八分　狸骨炙三分　牡蛎熬四分　地胆二十枚熬　青木香三分

上八味，捣筛为散，酒服一钱匕，日二服，病从小便出，如烂筋。

此皆治其病本也，失此不治。至项强瞳子相岐，则与痉病同矣。《要略》治痉有用大承气汤者，大论阳明篇亦云：伤寒六、七日，目中不了了，睛不和，无表里证，大便难，身微热，此为实也，急下之，宜大承气汤。盖以荡涤脏腑，推陈致新，非此无可任者，其可生与否则难知也。

二十七、论　痉

脑脊髓炎者，即痉是也。痉之因多端，《金匮要略》先列桂枝加栝蒌汤、葛根汤，本治伤寒变证。又小儿有慢脾风者，亦与痉似，当得理中汤调之。复有肾气攻背，项筋痛连背胛，不可转移，亦似痉状，千金髓以椒附散温之。唯猝起即见头痛胸满强直瘈疭口噤齿龂脚挛，而小便反白如膏，其脉直上直下，应于督脉，体反不灼热者，此即今所谓脑脊髓炎，治与伤寒变证、小儿慢脾风、肾气攻背皆绝异。外人以血清注射，起者亦绝少。要略风引汤与唐人紫雪皆患其迟，故特以大承气汤下之。喻氏以为服此十有九活，余始不解其故。后见陈无择三因方说此，以为阳明主润宗筋，宗筋束骨而利机关，今痉者机关不利，故泻阳明之燥，则宗筋得润而痉自已，此可谓善于发明者已。宗筋之与督脉，势用相关，病在脑脊，药所难致，非润宗筋何以哉（博济有治急惊风方，以乳香、甘遂等分合研，每服半钱，小便调下。若知服大承气汤，则无事此也，然亦可备用）。世俗或用局方至宝丹，其要在犀角入头耳，若朱砂、琥珀、玳瑁等强施镇止，将何益焉？较诸紫雪，又不如远甚也（紫雪本变通风引汤为之，石膏、滑石、寒水石皆风引所用也。以朴消、消石易大黄，以丁香、木香易桂枝，而犀角、羚羊角、升麻则为特增之药，黄金丹沙亦无当也）。

太阳病本有项背强几几状。按诗：赤舄几几。毛传：几几，绚貌。士冠礼注：绚之言拘，以为行戒，状如刀衣鼻屦在头。然则几几者以绚交叉屦头，故足指受拘而屦不落，项背强几几，正状其牵绊也。成氏以鸟飞几几之字当之，误矣。项背强几几，本无痉状，余见中风、伤寒及小小感冒之类，项强者多矣，其人率自疑为脑脊髓炎，余曰：脉不直上下，小便黄，不白如膏，必非脑脊髓炎也，以桂枝、麻黄、葛根三汤随证治之即愈。当知痉病项中似拔似折，而项强几几者不过与背相牵，微甚之分，至易辨也。其有头项强痛，心下痞鞕，为结胸者，此乃太阳、少阳并病，污下药皆不可用。大论有刺大椎肺俞肝俞法，亦当兼脉与小便验之。

仓公当归汤以治刚痉，任麻黄而微加附子，恐过汗脉如蛇也。郭白云不解，妄诋承气，误矣。

二十八、论大厥尸厥与中风异

猝死之病，人多以为中风。按《病源》、《千金》皆云：风懿者奄忽不知人，咽中塞，舌强不能言，汗不出，身直者，七日死。而尸厥则暴死，则知猝死者尸厥也，非风懿也。今西医以脑出血为中风，依扁鹊诊虢太子尸厥事，云上有绝阳之络，下有破阴之纽，是则头中脉绝，出血压脑，所谓上有绝阳之络者，其病则正为尸厥，非中风也。又经称血气并走于上则为大厥，殆即脑充血矣，亦非中风也（扁鹊所谓尸厥，与大论脉法所谓尸厥有殊，彼谓血结心下，此则络绝头中，不知尸厥本有二候，抑扁鹊所称尸厥者当改称乎？若两股至阴虽死犹温，则扁鹊传与脉法所同，要是初死身未尽寒，而二家所说实非一候）。扁鹊尸厥刺法，依传可知，而汤剂无传焉。余谓《千金》治尸厥用灶突墨，即以止血，今思当与《小品》芍药地黄汤，以犀角通颠顶，以牡丹、芍药除瘀血，以地黄逐血痹，补绝脉，则其疾自已，是汤本治鼻衄神效之药，移以治头中内衄，非冒昧试之也。欲急，则十灰散亦可用也。若黑散则治中风未入藏者，而续命汤以麻黄汤为中干，尸厥血已内衄，何由可施？或于大厥宜耳。

大论脉法云：少阴脉不至，肾气微，少精血，奔气促迫，上入胸膈，宗气反聚，血结心下，阳气退下，热归阴股，与阴相动，令身不仁，此为尸厥，当刺期门巨阙。此与扁鹊所谓上有绝阳之络者同名尸厥，而病在胸中，与彼殊候矣。西人所称急性脑贫血中失神证也。世有暴脱者，服三生饮对调人参而愈，若果脑部出血，更以乌头强心，助其弹血，则血流转疾，病何能已。唯为血结心下，脉行乍阻，得此则血痹开而病起也。虽然，未备也。夫贫血云者，病当渐致，何为而猝死哉？是必动、静二脉弛张不调，去来之血，少多不能相称，而膈之上下。心、肝所宅，心布动脉，肝通门脉，是以血结心下，故取期门以散肝，入巨阙以振心，则其病自解。《要略》治猝死方有用吴茱萸、韭根、乌梅三物者，《肘后》又录仲景治猝死方用姜、桂、栀、豉四物，以酒煮之。盖并为此设也。第一方茱萸以开胸（茱萸下气，胸满而吐，服吴茱萸汤），乌梅以抑肝，韭根以散血。第二方以栀、豉治心下血结（伤寒汗下后烦热胸中窒者，身热不去，心中结痛者，皆以栀豉汤主之），加桂以散之，姜以温之，酒以行之。此二方药虽平淡，可谓以无厚入有间矣。然则扁鹊所谓尸厥者，为血行亢进而自崩。《脉法》所谓尸厥者，为血行菀结而致痹。其病有霄壤之殊，其形证则以色赤、色惨、脉紧、脉微为分耳。若中风之与尸厥，则绝不相似也（陈修园谓世所谓脱证者皆四逆厥，此亦未确。四逆厥神识尚清，非如二种尸厥奄忽而死也）。

二种尸厥而外，有邪客五络状如尸厥者。《要略》云：尸厥脉动而无气，气闭不通，故静而死也，治方以菖蒲屑纳鼻两孔中吹之。此则受邪甚浅，名曰尸厥，以其状相似耳。世所谓中暑中湿者盖皆邪客五络之为也，或刺之出血，或以俚俗刮沙法通其脉络；病亦得已（《要略》救猝死还魂汤似亦为此）。

复有肥人猝死者，世亦以为中风。西人则曰脂肪过多，使血管脆薄，是以破裂出血压脑而死，或脂肪生于心脏，亦使心脏破裂而死。夫血管脆薄，全体悉然，不应近脑者偏自破裂，何以吐血、衄血诸疾不数见于肥人耶？五脏独心为肌肉，脂肪在心则心裂，其余肌肉亦多脂肪，顾何以不裂耶？又肥人猝死，平居征兆已多先见，非若脉绝心裂之不测也。余有一弟子，年过弱冠，体肥重二百斤，留学日本，听讲时率昏睡，时过余斋，或少坐待事，即卧席上，鼾息外闻矣。体重既不任行，阴器亦痿，此其平居神经麻痹阳气不用可知。后十余年肥重如故，教于京师大学，讲至中半，少退，坐休息室，与友人语次，适举茗饮，语声未绝，即陂陀委地，视之气已绝矣。延东西医诊之，皆云脑出血，不可治。然按其平日动止，病固以渐而致者，此乃颇近中风。亦有痰涎阻其神经，故夙自麻痹以及于死，三因白散为此设也。斯时抉齿灌之，其犹有苏息之望欤（肥人多病阴痿，晋南阳王保、宋明帝皆然，此阳气不用之故）。

二种尸厥与邪客五络者，此皆暴死，与中风绝异。《千金》附尸厥于风懿目中，实启后人混淆之端。若夫肥人猝死，兆必先见，宜与中风相类也。《要略》云：邪在于络，肌肤不仁。邪在于经，即重不胜。邪入于腑，即不识人。邪入于脏，舌即难言，口吐涎。此为中风证状，以渐而至，非无故暴死者比。虽病在神经，然与脑出血证内因外候截然有殊，则黑散续命汤可施也（西医谓脑出血亦有前驱证，只二、三日。此则病前有充血之象，其候亦短。中风渐次深入，乃有延及浃岁者，故中风必非脑出血）。

问曰：《要略》所述肌肤不仁诸候，乃及半身不遂颔颐亸曳者，西人谓其脑亦出血，但所涉不在要害，故不猝死，今何以辨之？答曰：脑之出血，西人剖验而得之者也。急性猝死者可剖验，慢性不速死与不死者，不可剖验。诸肌肤不仁半身不遂者，或延十年不死，何自知其为脑出血耶？《要略》所谓邪在经络脏腑者，虽难明征，要之其候以渐，其死非速，若然者则谓之中风。据《要略》所录二方及《古今录验》、《千金》方所述仲景二方，黑散服至六十日，风引汤盛以韦囊，日撮三指服之，其为缓治之剂可知也。三黄汤治中风经日不欲饮食，续命汤服之当复脊凭几而坐，其非猝尔僵仆可知也。是知中风为慢性顽疾，虽欲剖验不能也。

二十九、论百合颠狂

今世所谓精神病者，自颠狂以外，则百合也。百合之候，伤寒热病愈后往往见之，久亦自愈。颇有形体如常，读书治生亦所不废，而精神疑沮，心持两端，多所畏怖者，不尽于大病先后见也。世俗多目以怔忡，治之少有效者。然此亦有内外二因：内因则忧惧失望，思虑过度所致，即药所不能疗。外因则血热移脑而已。《要略》百合地黄汤斯为专治之剂，栀子豉汤、黄连阿胶汤亦可斟酌而用也。《要略》称百脉一宗悉致其病，言百脉则病在血分可知（百合本独致之病。《病源》谓是伤寒之后不平复而变成者，虽亦有之，然非可概其全部也）。

西人见颠狂百合诸候，即谓病在神经。然神经所以病者，别有他病为因，自非忧惧失望思虑过度，则神经必不独病也。神经中枢，是为督脉，其征于寸口者，直上下行，而今狂人得是脉者亦稀有，何也？盖神经血管方轨并行，营养神经，又需血液，是以暴病血热，则神经昏迷，锢病血虚，则神经失用，如狂、善忘之证，经皆责之于血。抵当汤、桃核承气汤二证，一为血结下焦，一为热结膀胱下血，皆有如狂之候，暴病如此，锢病可推也。《要略》云：血气不足，为颠为狂。前世以大铁落饮治狂，近世以磁石、朱砂治狂。磁石亦铁也，以能补血且止其妄动故，然铁质燥悍，服之不当，则大便秘结，狂躁转甚（常见服铁汁者多致大便秘结）。是以仲景改用地黄，治狂有防己地黄汤，治百合有百合地黄汤，以地黄亦含铁质，而甘凉润泽，与铁之燥悍迥殊，不贻后患故也。要其病因在血，延祸及于神经，则前后治狂者所同认矣。

痰饮为病，亦有发狂者，近人或以礞石滚痰丸治之，亦往往得已。然观《要略》防已地黄汤以桂枝防己合用，已有导达饮邪之意。

按《内经》虽以喜怒忧恐思分属五脏，然又云：头者精明之府，头倾视深，精神将夺矣。是亦知知觉之官本在脑中也。《说文》：思字从心从囟。囟者头会脑盖也，其后丹家直以泥丸为万灵集会之所，识此者固多矣。内因之七情，虽起于脑，而必延及脏腑（谓心主喜，肺主忧，脾主思，肝主怒，肾主恐，此不然也。谓喜伤心，忧伤肺，思伤脾，怒伤肝，恐伤肾，则实有其事。人有喜甚暴脱者，是必脑部脉裂，脉属于心，非喜伤心乎？忧虑过甚，胸膈隐痛，非忧伤肺乎？思虑过甚，神经损耗，则白血之给养者多，而脾力渐竭，以致泄泻，非思伤脾乎？怒则膈势下抑，肝中胀满，非怒伤肝乎？乍遇恐怖，至于失志，或便利自遗，非恐伤肾乎？大抵古人见其病状，即谓主司在是，主司属于推论，病状据于实征，故一得一失如此也。所谓怒胜思，思胜恐等，或实或虚，不可概论。然文挚、华佗皆以激怒病者使其痊可，则亦不为虚诞也）。外因之六气，虽可及脑，而必本之形躯。是以神经之病，非安脑宁神诸药所能独治也。

三十、论狐惑及疠

医和云：女阴物而晦时，淫则生内热惑蛊之疾。《要略》说为狐惑，或蚀下部，或蚀咽喉，而蚀咽喉者声嗄。以今验之，即世所谓霉毒也。医和已言疾不可为，然仲景犹姑治之。苦参洗涤，雄黄熏治，以杀虫菌，今人亦以砒霜注射，砒即雄黄中最精者耳（砒霜宋时始入本草，前此但有雄黄）。唯声嗄用甘草泻心汤（其所列方实半夏泻心汤），人所难喻。意者甘草、半夏本治咽疮之药，故移以为用，而黄连则取其杀虫菌欤。《要略》称狐惑为病，状如伤寒，默默欲眠，目不得闭，卧起不安。是其病亦发热。今人见霉毒发时或寒洌森竦，少顷发热，热已复平，平数日又寒洌发热，与再归热相似，则此亦厥阴证。凡病入自宗筋内输任脉者，皆与厥阴相系也。大论生姜泻心汤方下有泻肝之义。然则三泻心亦兼泻肝，非独以半夏治嗄，黄连杀虫也。虽然，霉毒为病，用药得以暂宁，久后其病复作，今之以砒霜注射者，亦未能断除也，可以为之而仍不可为也（狐惑本独至之病。《千金》谓伤寒不发汗变成狐惑，非是）。

霉毒与大麻风甚则鼻柱皆坏，故古人通谓之疠。据广中人言大麻风亦由男女交合得相传染，是以昔人不甚分也。《病源》所说癞病，皆今大麻风候，然言生疱肉如桃核小枣者，则疑为霉毒矣。韩诗薛君说芣苢为夫有恶疾，人道不通。此则今时五淋白浊之类，多由房事而起。芣苢即车前，乃所以利小便者，然则霉毒之与淋浊，昔人亦并为一谈矣。医和始言内热惑蛊，仲景始言狐惑，然后与疠有别。若《甲乙经·序》称王仲宣年二十余，仲景谓曰：君有病，四十当眉落，眉落半年而死，令服五石汤可免。仲宣受汤勿服，居三日，谓曰：服汤否？仲宣曰：已服。仲景曰：色候固非服汤之诊，君何轻命也。仲宣犹不言。后二十年果眉落，后一百八十七日死。此眉落病当是今之大麻风。广中是病多传子孙，少时不觉，及期而作，故仲景能豫知之，若霉毒则不得腧二十年而发也。《千金》称大麻风为恶疾大风。云：有初得徧体无异，而眉须已落，有徧体已坏而眉须俨然者，其方有石灰酒，主生毛发须眉，去大风。是即仲景用五石意也。

三十一、论疟非一因

疟之因，有谓在少阳者，有谓在太阴者，西人则谓蚊嚼人血，所含微虫注入血中所致。夫草泽之区，蚊蝻所聚，夏秋间率多患疟，城市较之则少，以为蚊喙传毒，有其征也。然冬末春初亦有患疟者，斯时蛰虫未起，蚊竟安在？且北方夏日草长更速，蚊亦渐多，其病疟者则甚少，反复相征，此其难通者也。少阳病寒热往来，疟亦寒热往来，治以小柴胡加减诸汤，十而愈九，以为过在少阳，有其征也。然瘅疟但热不寒，其治则以白虎加桂汤，必欲概以少阳，亦其难通者也。治瘴疟湿疟者，多以厚朴、草果燥脾得愈。又疟病差后往往成痞，在左胁下，左正脾位（旧说脾在右，实不然），脾胀则成痞，以为过在太阴，有其征也。然疟脉自强，弦非在脾之候，且太阴证则已入里，不得更有寒热往来，此亦其难通者也。今若以温疟为温病类（依《伤寒序例》），痎疟则独取少阳（牡疟仍有热，即痎疟寒多者耳），斯为无过。少阳三焦为水府，疟病多痰，而本草柴胡正治胸中痰实，是以任为要药，与胸胁满心下支结用柴胡者同义，转甚则任蜀漆以吐之（少阳禁吐，为伤寒言也。疟则无所禁）。宋人治疟，且有以砒石劫吐者，皆以痰故，其为三焦壅滞可知也。其或以燥药解者，或后成痞者，则以沟渎不行，其湿必合于脾，纵有微虫，亦由水道停瘀，容彼孳长，不然虫自灭矣。且疟后有徧身虚胀者，与痞虽有表里之异，而皆责之于脾，或用防己黄芪汤以转少阳之枢，或用越婢汤以助太阴之开，无不愈者，其故亦可思也。

三十二、论脚气证治

脚气旧名缓风，其因难知，验之无菌也。日本脚气最多，遇病即戒稻食，以麦麸为馔，且云常食连麸麦饭，即无脚气。麦本心谷，此土小麦入药不得去麸，以是收敛心气，即明脚气之因在心。日本人说此以为心脏扩大，缓弛不任弹血，是以血痹，以脚去心最远，故病自脚始。《要略》风引汤、肾气丸，旧皆以治脚气入腹。风引汤者，桂枝、大黄以行血痹，石英以保心也。然今治脚气者验其血中多石灰质，故用药以石灰质为禁，而风引汤乃有石药八味（牡蛎虽动物，其壳亦石灰也），似适得其反矣。抑或骨失其养，散为石灰，故炼石以补之乎？所不可知。既有嫌忌，今亦且置之也。肾气丸之用，附子以强心脏，桂枝，地黄以开血痹，牡丹皮以清血垢，心力弛缓，故取山茱萸之酸以鼓之，血痹则血中浊秽不能泌别，故取茯苓、泽泻以渗之。且夫血中多石灰质者，何自而致乎？缓风骨痿，自骨中溶释而出也。地黄质黏，有续骨之功（见《淮南子》），茱萸味酸，有养骨之效（见《周官·医师》），此乃一药而兼数用矣。其薯蓣一味，开血痹特有神效，血痹虚劳方中，风气诸不足用薯蓣丸。今云南人患脚气者，以生薯蓣切片散布胫上，以布缠之，约一时许，胫上热痒即愈，是知肾气丸之神也。然喻氏谓脚气入腹而见上气喘急呕吐自汗，地气已加于天，袭用肾气丸必不应，当取朱奉议八味汤（附子、干姜、桂心、人参、白术、芍药、茯苓、甘草）。余谓当改肾气丸为汤，山茱萸功力薄弱，重加木瓜以收之可也，附子炮者力缓，生用可也。

三十三、论刖足伤寒证治

历节与脚气有异，是乃流注为病，故痛而肿也。伤寒热病愈后，余热未尽，下注足胫，足先洪肿，久即自脱，世俗称曰刖足伤寒。依范、汪、崔氏等皆有伤寒热病手足肿欲脱方，但其候与伤寒热病同起，非差后所作耳。差后作者，仿历节法。《千金》有犀角汤，用犀角、羚羊角、前胡、升麻、黄芩、栀子、射干、豆豉、大黄九味，宜可采取，犹疑其未剀切也。按大论：大病差后从腰以下有水气者，牡蛎泽泻散主之。方中有商陆、蜀漆、葶苈，以牡蛎、泽泻、海藻、栝蒌为佐，较寻常治水药驶利百倍，差后用此而不嫌其峻，岂为刖足伤寒设欤。肘后治腰以下至脚有水气者用猪肾一枚，甘遂一分（一分者四分两之一也），切猪肾为七脔，取甘遂粉炙入之，病在左，用左肾，病在右，用右肾，左右兼病则用左右肾。许叔微尝以治肾藏风，服后下脓如水晶者数升，此亦牡蛎泽泻散之意也。今治刖足伤寒者用历节方或不效，当取此二方。

三十四、论《素问》《灵枢》

《素问》、《灵枢》、《八十一难》所说脏腑部位经脉流注，多与实验不相应，其以五行比傅者，尤多虚言，然遂欲弃如土苴则不可。其言脏腑经脉最妄者，如以手足分十二经，谓自与脏腑相连，与心合脉，冲脉为十二经之海之义自相伐，以任脉上至咽喉上颐循面入目，与任脉通能有子之义自相伐，其余则得失参半焉。若夫表里相应，与为开、为阖、为枢之说，临病验之，奄然如合符，而说病机传变，针药疗治，多由实验。是故其精者一字千金，其谬者粪土之不若，舍瑕取瑾，在医师自择耳。仲景书不说经脉流注，伤寒太阳篇有传经再经等语。柯氏以为经指经界，不指经脉。实则经有多义，本非以一端尽也。五行之说，《脉法》及《要略》中时一见之，要其识病处方非以此为准臬，所以异于虚言。金元诸家喜以五行笼罩，正与仲景相反。要之六气可凭，五行五运不可据也。远西医术，解剖至精，其治脏腑积聚，胜于中土，而客邪时病，则不逮中土甚远。若夫上病下取，下病上取，中病旁取，与夫和、取、从、折、属诸法，域中技术，斯为善巧，西方虽有远达疗法，然工拙相悬矣。

《黄帝内经》之名，本出依托，宋人已知为七国时作。今案《素问·宝命全形论》：故针有县布天下者五，黔首共余食（新校正云：全元起本余作饱。略从之），莫之知也。始皇更名民曰黔首，或有所承。要必晚周常语。礼记祭义，明命鬼神，以为黔首。则亦七国人书也。观饱字之误为余，则知本依古文作餜，故识者知为饱，不识者误为余，是知《素问》作于周末，在始皇并天下前矣。《灵枢》旧称《九卷》，亦曰《针经》，亦曰《九灵》。黄以周云：《素问·针解篇》之所解，其文出于《九卷》，新校正已言之。又方盛衰论言，合五诊，调阴阳，已在经脉，经脉即《九卷》之篇目，王注亦言之。则《素问》且有出于《九卷》之后者矣。黄说甚塙，由今案验，文义皆非淳古，《灵枢》前乎《素问》亦不远也（林亿校《素问》云：《灵枢》今不全。《宋史·哲宗纪》：元祐八年，诏颁高丽所献皇帝《针经》于天下。则是时尚有全帙也。今本乃绍兴中史崧所进，自言家藏旧本，盖即林亿所见残帙，而以高丽所献补完尔）。

三十五、论本草不始子仪

《神农本草》，《汉志》未录。或据天官疾医注云：五药，草、木、虫、石、谷也。其治合之剂，则存乎神农、子仪之术，以为子仪始定本草，则不然。据《说苑》：子仪为扁鹊弟子。扁鹊与赵鞅同时，而《周书·王会篇》已说芣苡宜子，诗载许穆夫人已知贝母愈思，卫人之妇已知萱草解忧，《春秋传》载申叔展已知麦曲山鞠穷愈腹疾。逮医缓治晋景公，则言药不至焉。臧武仲言孟孙之恶我，药石也。许悼公饮太子止之药卒，《论语》亦记康子馈药。唯许止季康子与赵鞅同时，许穆夫人、卫人妇，申叔展、医缓、武仲皆在其前；《周书·王会》乃更远，则识药效知处方者必不始于子仪。郑君述此，只亦以故事相征，若谓托始子仪，则疾医先不得言五药矣。或复以《素问》所说多主针，少主药，以为七国时方药犹少，此又误也。按《素问》自说砭石从东方来，毒药从西方来，灸焫从北方来，九针从南方来。明是时诸法已备，顾独甄明针术者，岂作者多南方之人耶？夫毒药来自西方，而《周易》《周官》实西周所定。易言无妄之疾，勿药有喜，其在《周官·医师》，即言掌医之政令，聚毒药以共医事。疾医则言以五味、五谷、五药养其病，疡医则言掌肿疡、溃疡、金疡之祝药劀杀之剂。凡疗疡以五毒攻之，以五气养之，以五药疗之，以五味节之。凡药，以酸养骨，以辛养筋，以咸养脉，以苦养气，以甘养肉，以滑养窍，凡有疡者受其药焉。兽医则言凡疗兽疡，灌而劀之，以发其恶，然后药之、养之、食之，此皆重在药物，不言针灸。除疡医劀杀当用铍针外，其余治疾，无一语及于针刺。由此观之，西方之任毒药，先于山东，昭然明矣。又推其前，则楚语引武丁之言曰：若药不瞑眩，厥疾不瘳。夫商周间既以药治病，则必先区其品为本草，后和其剂为经方，皇甫谧谓伊尹始作汤液，或非诬也，何待子仪然后定哉。意者北方多主灸焫，扁鹊兴于渤海，自是北方始有汤药，则不可知。要之经方本草之伦，必不自扁鹊子仪始也。神农无文字，其始作本草者当在商、周间，代有增益，至汉遂以所出郡县附之耳。中经簿所称子仪《本草经》一卷者，今或合于《神农本草》中，或在其外，所不可知。且当时论列本草者亦不独子仪，据掌禹锡引吴普说：神农而外，更有桐君、岐伯、黄帝、雷公、医和、扁鹊诸家。桐、岐、黄、雷之书，不知谁所依托？扁鹊容即子仪传之，而医和有石锺乳甘、石流黄苦无毒二条，皆非今本草所有，其人与赵武同时，则又微在子仪前也（《汉志·汤液经法》三十二卷，不言谁作，要西京已有此书，谧尚见之。或其中有伊尹事，故得明言之）。

《神农本草》旧以上、中、下三品分卷，其序录多杂神仙之言，是固汉人所增也。然三品分卷，不以类列，是其真本。陶隐居乃区玉石、草木、虫兽、菜果谷等各为一部，取易检耳。按《说文》：药，治病草也。命曰本草，自宜以草居首。今隐居先玉石部，草部次之，盖由魏晋以下，五石盛行，以为长生却病之宝，遂引以居前，与本草名实相违。郑君疾医注：五药，草、木、虫、石、谷也。盖其旧次如此。观神农于草药首列菖蒲，疑是书本周初医师所集。何以言之？吕览遇合篇：文王嗜昌蒲菹，孔子闻而服之，缩頞而食之，三年然后胜之。盖古无茶，夜欲止卧则膳辛。而发虑宪强心志之品，莫若菖蒲，求聪明益智者，须勤久服之（见《千金翼》服菖蒲方）。文王曰昃不暇食，孔子终夜不寝以思，虽上圣亦取资于是，故周世视为上药。《春秋·僖三十年传》。王使周公阅来聘，飨有昌歜白黑形盐，周公以为备物之飨，已所不堪，则又以为盛馔矣。本草取菖蒲以冠百草之首，其为周初医师之书可知也（医师统疾医、疡医、食医、兽医四职）。至孔子服菖蒲事，《千金翼》有孔子枕中散，用菖蒲、远志、龟甲、龙骨四味，散服方寸匕，日三，常服不忘。盖菹食气烈，故为散服之耳。

《汉书·游侠传》言：楼护诵医经本草方术数十万言，此成帝时已有本草也。《急就章》灸刺和药逐去邪以下，罗列药物三十五种。而见于神农者三十一，然则元帝时已有《神农本经》也。《艺文志》不出者，或与《汤液经法》合为一书耶。

三十六、论《伤寒论》原本及注家优劣

《伤寒论》自王叔和编次，逮及两宋，未有异言。叔和之失，独在以《内经》一日一经之说强相傅会，遂失仲景大义。按论云：病有发热恶寒者发于阳也，无热恶寒者发于阴也，发于阳者七日愈，发于阴者六日愈。此为全书起例。阳即太阳（举太阳发热恶寒为例，则阳明少阳可推知），阴即少阴（举少阴无热恶寒为例，则太阴、厥阴可推知），七日愈六日愈则未传经甚明。病有发于阴者，则阴病不必自阳而传又甚明。又云：伤寒一日，太阳受之。脉若静者为不传，颇欲吐若烦躁脉数急者为传也。伤襄二、三日，阳明、少阳证不见者为不传也。伤寒三日，三阳为尽，三阴当受邪，其人反能食而不呕，此为三阴不受邪也。是虽撰用素问，而实阴破其义，见伤寒不传者多矣。又云：太阳病，头痛至七日以上自愈者，以行其经尽故也。若欲作再经者，针足阳明，使经不传则愈。柯氏以为经指经界，非指经脉，世多疑何氏好奇。然以《素问》《伤寒论》比度观之，彼说日行一经，六日则徧历六经，是一日为一经也。此说七日自愈为行其经尽，是七日为一经也。所谓再经者，或过经不愈，仍在太阳，或热渐向里，转属阳明，以预肪其入阳明，故针足阳明尔。要之阳病以七日为一经，阴病以六日为一经，一经犹言一候，与病脉义不相涉。至于太阳诸篇标题言辨太阳病脉证并治法而已，并不称太阳经，亦不烦改作经界义也。然人之病也，客邪自有浅深，形体亦各有强弱，或不待一经而愈，或过经仍不愈，或不待一经而传，或始终未尝传，其以七日为一经者，特略说大候，以示别于旧义焉尔。若然者，传经之文虽若与素问相会，要其取义绝异，则可知也。阳明有太阳阳明、正阳阳明、少阳阳明之别，正阳阳明为胃家实，不由太阳少阳所传。少阳阳明为少阳病发汗利小便致胃中燥烦实大便难。太阳阳明但举脾约。而后又发为问答云。何缘得阳明病？答曰：太阳病发汗若下若利小便，此亡津液，胃中干燥，因转属阳明，不更衣内实大便难者，此名阳明也，以是见太阳阳明所由致。是则少阳阳明、太阳阳明多由误治而成，其自然转属者独于五苓、承气等证偶见之耳。太阳篇又言太阳病发汗不彻转属阳明，若太阳病证不罢者不可下，此虽转属，犹未尽入阳明也。而正阳阳明不由传致，阳明又无所复传，此与《素问》绝不相谋，更可知也。夫仲景据积验，故六部各自为病。叔和拘旧义，故六经次第相传。彼之失也，则在过尊轩岐，而不暇与仲景辨其同异。后人诋讥叔和，核正序例六日传徧之义，斯可已。若谓叔和改窜仲景真本，以徇己意，何故于此绝相抵牾之处而不加改窜耶？辨论虽繁，持之不得其故矣。

明赵清常所刻《伤寒论》有二：一单论本，为林亿等校定者。一论注本，即成无己所注者。单论本方下时有叔和按语（大字者叔和按语也，夹注者林亿校语也），而成注本多删之。如云疑非仲景方、疑非仲景意者，凡得四条：芍药甘草附子汤方下云：疑非仲景方。黄连汤方下云：疑非仲景方。蜜煎方下云：疑非仲景意，已试甚良。小青龙汤方下云：荛花不治利，麻黄主喘，今此语反之，疑非仲景意。亦有明源流较同异者，凡得七条：柴胡桂枝汤方下云：本云人参汤，作如桂枝法，加半夏、柴胡、黄芩，复如柴胡法。今用人参作半剂。生姜泻心汤方下云：附子泻心汤本云加附子，半夏泻心汤、甘草泻心汤同体别名耳。生姜泻心汤本云理中人参黄芩汤，去桂枝、术加黄连，并泻肝法。大柴胡汤方下云：一方加大黄二两，若不加，恐不名大柴胡汤。麻黄杏子甘草石膏汤方下云：温服一升。本云黄耳杯，去桂加白术汤方下去，附子三枚恐多也。虚弱家及产妇宜减服之。桂枝二麻黄一汤方下云：本云桂枝汤二分，麻黄汤一分，合为二升，分再服，今合为一方。桂枝二越婢一汤方下云：本方当裁为越婢汤桂枝汤，合之饮一升，今合为一方，桂枝汤二分，越婢汤一分。其称本云者，是仲景原本如此。而叔和删繁就简，或以今语通古语，此即故书今书之别。其云疑者，则不敢加以臆断。此等成本多删去之，唯存芍药甘草附子汤、大柴胡汤、麻黄杏子甘草石膏汤、桂枝二越婢一汤方下四事耳。假令叔和改窜仲景真本，疑者当直削其方，有大黄无大黄者，当以己意裁定，焉用旁皇却顾为也。叔和于真本有所改易者，唯是方名，如上所举生姜泻心汤等。有所改编者，唯痉湿暍一篇。其文曰：伤寒所致太阳痉、湿、暍三种，宜应别论。以为与伤寒相似，故此见之。此则痉、湿、暍等本在太阳篇中，叔和乃别次于太阳篇外。然则方名改易者犹郑注《周礼》有故书今书，篇第改编者犹《艺文志》承袭《七略》。有所出入，一皆著之明文，不于冥冥中私自更置也。可不可诸篇，叔和自言重集，亦不于冥冥中私自增益也。详此诸证，即知叔和搜集仲景遗文，施以编次，其矜慎也如此，犹可以改窜诬之耶？

林亿等校定《伤寒论》，据开宝中节度使高继冲所进上者，以其文理舛错，施以校雠。而校语亦为成注本所删。如太阳篇有云：寒实结胸无热证者，与三物小陷胸汤，白散亦可服。柯氏以为黄连、巴豆寒热天渊，改定其文，作与三白小陷胸汤，即桔梗、贝母、巴豆三物者。是不悟单论本林校有云：一云与三物小白散。此仲景所著、叔和所编者其文本然。《千金翼方》第九卷云：寒实结胸无热证者与三物小白散。其下即疏桔梗巴豆贝母方，是其证也。写者于三物小下误入陷胸汤三字，因于白散下臆增亦可服三字。方治相反，糅在一证。成注唯据此本，而不出一本异文，遂启柯氏之疑。柯所改订，于义近之矣。要之未检单论林校，又未以《千金翼方》参证，所谓射者非前期而中之也。林之校《伤寒论》，犹大徐之校《说文解字》也，其文简质，缀学者观之欲卧。既读诸家书，则知林校之精绝矣（巴豆不可汤服，唯走马汤一用之耳。白散巴豆用至一分，于全方七分居一。所谓一分者，即四分两之一，今称六分强。散服半钱匕，巴豆不及今称二厘，是以无害。柯氏作三白小陷胸汤，未思汤下巴豆至今称六分，未有不毙者也。若检林校一本，则爽然自失矣）。

自宋文宪承丹溪绪论，始谓《伤寒论》非仲景真本。由是方、喻诸公纷然改作，程氏、柯氏又加厉焉。柯氏《伤寒论翼》疏发大义，杰然出诸家上。其作论注，点窜又甚于诸家。柯氏之于《伤寒论》，犹近代段氏之于《说文解字》也。聪明特达，于作者真为素臣，而妄改亦滋多矣。是故柯氏之书当取其《论翼》，而不当尽取其《论注》也。然近世依据旧编不加改变者，有张志聪隐庵、黄坤载元御、陈念祖修园三家。黄氏偏主辛热，刚戾自是，造作天魂地魄黄芽诸汤，增益怪诞，无可观者。张陈虽无过，拘于标本胜复，多施空言，亦不得仲景真意，其文则是，其义乃多非。陈氏晚岁作伤寒串解，语渐精审，然犹未若柯氏论翼之妙也。凡诸注本改编者，既不足以厌人意，仍旧者亦多瑕疵，欲求佳注，信其难哉。唯尤在泾《伤寒贯珠集》以大论条例隐奥，猝难寻绎，自为类次，而不曰仲景原本固然。此如《千金翼方》、《活人类证》二例，则为无害。其注义精文洁，亦无枝叶之辞，胜于喻柯张陈诸注也。若夫领录大体，必以柯氏《论翼》为主。

附 《金匮玉函经》校录

《金匮玉函经》八卷，《伤寒论》之别本也。林亿序称：欲人互相检阅，以防后世之亡逸。细考前后，乃王叔和撰次之书。缘仲景有金匮录，故以金匮玉函名，取宝而藏之之义也。共文理或与《伤寒论》不同，然其意义皆通。圣贤之法，不敢臆断，故并两存之（以上林序）。南宋许叔微、金成无己多引其文，简称《玉函》。然晁公武、马端临已误以《金匮玉函要略》相溷，明徐镕序《要略》因之。唯《宋史·艺文志》张仲景《伤寒论》十卷，《金匮要略》方三卷，《金匮玉函》八卷，悉如林亿所录，分列不误。明成化中叶盛菉竹堂书目有《玉函经》一册，《伤寒论》二册，《金匮方论》一册，亦不溷。清初钱谦益绛云楼书目有《玉函经》八卷，汉张仲景撰，指言八卷，其不以《金匮要略》借称可知。然则元明以宋医师虽不见是书，而藏书家往往获焉。今所见者，清康熙末何焯以宋钞本授上海陈世杰雕板，而日本延享三年清水敬长所重摹也。其书果出叔和撰次与否？今无以断。按其条目文句，与《伤寒论》时有异，叔和一人，不应自为舛错，疑江南范、汪以下诸师别得旧本，而采叔和校语及可不可诸篇以附之也。是经与《伤寒论》异者，一、无仲景序。二、无王叔和序例。三、有辨脉，无平脉。四、第一卷有证治总例。五、第七卷有方药炮制。六、痉湿暍篇编在辨脉前。七、厥利呕哕篇与厥阴篇为二。八、可不可诸篇，自汗吐下外，增可温、不可火、可火、不可灸、可灸、不可刺、可刺、不可水、可水、热病阴阳交并（此诸篇亦出叔和《脉经》）。证治总例，与《千金方》治病略例、诊候诸篇相类。篇中引张仲景则非仲景自述甚明，亦恐尚在王叔和后。盖其言地、水、火、风和合成人，一气不调，百一病生，四神动作，四百四病同时俱起。此乃《释典》之说，王叔和生魏晋间，佛法未盛，不容言此。以此知为江南诸师所述，《千金方》又敷畅之耳。

是经与《千金翼方》同者：一、鞕皆作坚，阳明篇固瘕亦作坚瘕。二、太阳篇第十三条云：太阳病三、四日不吐下见芤，乃汗之(《伤寒论》无此条)。三、太阳篇寒实结胸无热证者，与三物小白散(《伤寒论寒》实结胸无热证者与三物小陷胸汤，白散亦可服。唯林校所引一本与此同)。四、太阳篇伤寒脉浮滑而表热里寒者，白通汤主之。旧云白通汤，一云白虎者恐非（旧云以下十二字，盖江南诸师校语，《伤寒论》《千金翼方》皆作白虎，然林校《伤寒论》云:《千金翼》作白通。则宋本与此经同)。五、阳明篇有微阳阳明(《伤寒论》作有少阳阳明)。

是经篇中编次亦有与《伤寒论》小异者，论中太阳篇第一条：太阳之为病，脉浮头项强痛而恶寒(《千金翼方》与论同)。此经太阳篇第一条：夫病有发热而恶寒者，发于阳也。不热而恶寒者，发于阴也。发于阳者七日愈，发于阴者六日愈，以阳数七阴数六故也。论中阳明篇第一条问曰：病有太阳阳明等六十三字。此经阳明篇第一条：阳明之为病，胃家实是也(《千金翼方》与此经同，唯实字作寒)。

是经痉湿暍篇，形证治疗皆具，与《金匮要略》差同，视《伤寒论》为详。唯湿状中，论有湿痹之候，其人小便不利，大便反快，但当利其小便，是经缺此条。痉状中，是经有脊强者五痉之总名，其证卒口噤背反张而瘈疭，诸药不已，可灸身柱大椎陶道，论及《千金翼方》、《金匮要略》并无此条。

是经辨脉篇第八条、第三十条、第三十五条、第四十一条、第四十四条、第四十五条，《伤寒论》并缺。

陈刻虽据旧钞，亦时有妄改者。阳明篇转失气不转失气，《伤寒论》单论本、成注本、《千金翼方》皆同。成注曰：如有燥屎，小承气汤药势缓，不能宣泄，必转气下失。其义甚明。陈刻改失气为矢气，此大谬也。失气者，今人言放屁，宋人犹通云：失气。故有戏作失气赋者云：视之不见名曰夷，听之不闻名曰希，不啻若自其口出，人皆掩鼻而过之。若矢溺字，全书例作屎，不作矢也。又方药炮制篇，凡煮药用迟火，火驶药力不出尽。驶必駃字之误。《千金》、《外台》快字多作駃，无用驶字者。陈氏未通古义，以是妄改。

三十七、论《中藏经》出于宋人

医经宋世晚出者三：《灵枢经》、《中藏经》、《褚氏遗书》是也。《灵枢》传本虽始南宋，然《甲乙》、《太素》二经采之已多。林亿等校《甲乙经》集序，亦言取《素问》《九虚》《灵枢》校对。其校《素问》所引《九灵》《九虚》，文多与《灵枢经》同。是北宋馆阁本有此书，必非作伪。《九灵》《九虚》即仲景自序所谓《九卷》也。《褚氏遗书》真伪难定，唯《中藏经》必是宋人妄造，盖持论凡近，而用药又多同宋时俗方也（案隋《经籍志》华佗方十卷，吴普撰。梁有华佗《内事》五卷，并无《中藏经》名目）。元化方见于《千金方》、《外台秘要》方所引者：一、杂疗伤寒赤散。二、治疟常山桂心丸。三、灸霍乱法。四、疗胃反真珠丸。五、五嗽丸。六、绿帙五疰丸。七、治下利黄连乱发丸。八、疗发背肠痈木占斯散。又《肘后》尸注鬼注篇，称华佗狸骨散、龙牙散、羊脂丸，谓之大方。按《外台》方有崔氏金牙散二方：一三十二味，一三十六味，并治疰病。方有金牙龙骨，疑本即华佗龙牙散也。又文仲治传尸，用獭肝、鳖甲、狸头、紫菀、汉防己、蜀漆、麦门冬、甘草八味，捣筛，炼羊肾脂二分，合蜜一分和丸，疑本即华佗羊脂丸也。唯狸骨一味，尸疰方用者甚多，不知狸骨散定属何方耳？其《魏志》华佗传及佗别传所载，有葶苈犬血散方，亦见《肘后》，治风狂丧心，取葶苈一升，捣三千杵，取白犬到悬之，以杖杖出血，盛取以和葶苈末，丸如麻子大，一丸三服取差。又有漆叶青粘散，药物多有异论，今人不得知也。诸方或平或奇，唯金牙散为难晓，自余约囊有法，亦与仲景节制之师无异。今《中藏经》既不见此数方，徒列庸俗方剂。且何首乌用始唐末，鹅梨名起宋时，髑髅称天灵盖起《千金》、《广济》诸方，乌头古不称川乌，莨菪子古不称天仙子，元化汉人，何以用此药举此名？其伪可想也。然其书《三因方》已称之，作伪者盖在局方以后。赵松雪不察，手写以为奇秘，孙渊如亦不察，梓而行之，过矣。

三十八、论古今权量

古方汤重而丸散轻，此就一服言也。若就一剂言之，则丸散与汤皆至斤许，丸以缓治，故尽剂或至月余，汤以急治，故尽剂不过一日，后人疑古方汤剂过重者，非也。至古今权度，自有大小之差，徐灵胎谓三代至汉升斗权衡，以今校之，不过十分之二。灵胎尝与沈冠云考覈权量，言似征实。然今所得秦权，有刻十斤八斤者，以今称平之，亦不画一，大致在什之三、什之二五间，灵胎所说，则视实验为轻矣。王朴庄及日本小岛尚质、喜多村直宽见汉志言一龠容千二百黍，重十二铢，两之为两。而陶弘景本草序录则云：十黍为一铢，六铢为一分，四分成一两。千金从之。疑称药者与常权有异。余谓十黍为絫，十絫为铢（见《说文》及应劭《汉书·律历志》注），古之正名也。陶序云：干姜一絫，以重一两为正。是陶时絫名已乱，升同于两。其所谓十黍者，盖亦当时乱名，非真十粒黍子也。且陶序明云：附子、乌头去皮毕，以半两准一枚。此盖齐梁间所用附子最小者，即侧子之类也。桂一尺去皮毕，重半两为正。此亦自谓桂枝，非筒桂也（古半两不及今一钱五分，说详后）。然使以汉之两法，什取其一以为药家两法，则附子、乌头一枚桂枝一尺重皆不满今称三分，是必变附子如穄粟，降桂枝以葱茎，而后可也。以陶氏之文自相核，则知十黍为一铢者，必是当时乱名，非真十粒黍子矣。王与小岛过欲就轻，皆依据其文为准。而王又改定药升以就其说，推算古一两今为七分六厘，此尤非驴非马之甚者。夫权衡待于考证，完物则古今不殊。古之附子，其小者不可知，如通脉四逆汤，附子大者一枚，配以干姜三两，甘草二两。薏苡附子散，附子大者十枚，配以薏苡十五两。今附子大者出于四川，重及七钱，若如王说，干姜三两只今二钱二分八厘，甘草二两只今一钱五分二厘，则与大附子一枚不相称也。薏苡十五两只今一两一钱四分，则与大附子十枚不相称也。且附子犹有野生种植之殊，枣杏则古今皆种而采之，桂枝汤大枣十二枚去核，称之肥者约今二两，瘦小者约今一两五钱。麻黄汤杏仁七十枚，约今九钱弱，如王说，桂枝、芍药、生姜、甘草四味凡十一两，今称不过八钱三分六厘，是四味尚不能与大枣等也。麻黄、桂枝、甘草三味凡六两，今称不过四钱五分六厘，是三味尚不能与杏仁等也。桂枝、麻黄为二方主药，又合他药以佐之，而一则合药之重不逮大枣一味，一则合药之重不逮杏仁一味，是重其当轻轻其当重也，不亦傎乎。且植物犹有土壤肥瘠之异，动物则更不以土壤异也。抵当汤水蛭三十个，必在今称三两以上，是何古人用药重于毒物，而轻于常物也？动物犹有鲜槁之异，矿物则更不以鲜槁异也。麻黄升麻汤石膏六铢绵裹，若如王氏说，六铢只今一分九厘，此乃如指甲残片，焉能以绵裹耶？就其所推，轻重偏挈，乃至于是，以是疗病，恐必无效矣。小岛尚质、喜多村直宽无所改作，而推算剂量视王尤轻，谓一铢当今一厘四豪五丝，一两当今三分四厘八毫。审如是，桂枝汤中四味药重十一两者，只今三钱八分强，不当大枣一味四分之一。麻黄汤中三味药重六两者，只今二钱一分弱，不当杏仁一味四分之一。黄连阿胶汤中四味药重十一两者，只今三钱八分强，不当鸡子黄一味八分之一（本方鸡子黄二枚，今称三两有奇）。且大青龙汤麻黄六两，只今二钱一分弱，分三服不及七分，虽误用何至有厥逆筋惕之变（此即依王氏说六两为今四钱五分六厘，分三服则一钱五分强，亦尚不致大汗）？大承气汤大黄四两，只今一钱四分弱，分再服亦不及七分，虽误用何至有结胸之变耶（此即依王氏说四两为今三钱四厘，分再服则一钱五分强，亦尚不能大下）？不以完物比校，坏病推征，而以单文孤证妄变古之权量，适见其奇谲不衷尔。王、小岛两家纰缪如是，无足录矣。宋世校古今权量者：沈存中《笔谈》谓求秦汉以前度量升斗，古六斗当今一斗七升九合，古三斤当今十三两，皆古不及今三之一。陈无择《三因方》谓古以二十四铢为两，今以开通元宝一枚为一钱，十之为两，以开通元宝十枚五铢钱十六枚平之适均，则今一两为古之八十铢，古两视今两，十分居三。此与沈说已有异同。而陈更疑药剂所用两法，唯以孝文半两钱重四铢者两之，则一两只宋时一钱。按半两钱本由秦铸，重十二铢，高后、孝文以次递轻，有其名，无其实，药剂不当依此矫诬。且以完物相拟，又不伦也。夫古之权起于铢，宋之权起于分，铢下有絫黍，分下有厘，皆不能以权衡取之。自明世有天平法马，厘始可得，漢世必不能为是也。令古之一铢与今一分相上下，则持衡而可得，若退至五厘以下，既不可取，必不以此起度矣。如孝文半两钱之说，古一两才当宋时一钱，古一铢才当宋时四厘有奇，是铢为不可量取之数，古者何为以此起权衡哉？故陈氏二说终以前说为近正也。自宋以来，衡制又异，开通五铢相校之剂，又未可以概今世。然程氏《通艺录》谓大黍十二铢，今法马二钱六分八厘弱，中黍十二铢，今法马二钱四分五厘弱，则今称反轻于宋称，灵胎谓古权衡较今不过十分之二，则今称重于宋称又太甚，皆不得其真。唯孔䜣谷《同度记》，比较古今衡法，最为精审。其说曰：今一两为古九十五铢又十三黍，以古今名义相通，则今一两当古三两九钱六分三厘八毫七丝。是今法马与北宋沈存中所定者略近，而视南宋陈无择所用者为重。盖存中依当时官称，无择依民俗习用之称，故其不同如此也。以《同度记》为准，则古一铢当今一分稍羡，然后起数以铢，可以不疑。王、小岛诸说，可以刊落无余。用之药剂，约古一两为今二钱五分，桂枝汤桂枝三两，今为七钱五分，分三服则二钱五分也。大青龙汤麻黄六两，今为一两五钱，分三服则五钱也。大承气汤大黄四两，今为一两，分再服则五钱也。厚朴半斤则倍此也。小柴胡汤柴胡半斤，今为二两，分三服则六钱六分也。葛根黄芩黄连汤葛根半斤，今为二两，分再服则一两也。炙甘草汤生地黄一斤，白虎汤石膏一斤，今皆为四两，分三服则一两三钱三分也。若古升斗，据汉《律历志》千二百黍为一龠，合龠为合，其重一两。十之为升，百之为斗，千之为斛。一斗之积，一百六十二立方寸。今依孔东塘校汉建初铜尺，当今量地官尺六寸六分六厘不尽，是汉尺居清官尺三之二，再自乘为立方，则为八与二十七之比。汉斗一百六十二寸，当今四十八寸。清雍正十年定斗积三百十六立方寸，是汉一斗当清一升五合二勺弱。徐氏所说，于权衡则过使古称就轻，于升斗则又使古量就大，悉非其实也。古方或以升计，或以合计，是即常升。其陶弘景、孙思邈所云药升方作上径一寸，下径六分，深八分者，此之容积，不及一立方寸。据汉斗积一百六十二立方寸，容十升，则一升应积十六立方寸又二百分。陶、孙所言药升，与此悬绝。乃又云半夏一升，五两为正，兔丝一升，九两为正，则不及方寸之升断不能容此也（古九两今二两二钱五分，非药升所能容审矣。即依小岛尚质说，古之九两约今之三钱一分，亦非不及方寸之升所能容。盖古常升之积，三十一倍于药升，只容今之二两五钱。推算自见）。盖量药之升，自是常升，陶、孙所云药升，乃以钞取散药者，即方寸匕之类耳。假令药升即以量生药者，体不及寸，其下必不容有合，何以云芒硝三合、香豉四合、人尿五合、猪胆汁一合耶？大半夏汤半夏二升（古十两，今二两五钱），泽漆汤泽漆三升（泽漆茎叶稀疏，生用三升，量亦不重），麦门冬汤麦门冬七升，今虽不一一知其重量，要非药升可知。又如桂枝汤用水七升煮取，若为方寸之升者七，尚不能濡十二大枣，又岂可煮？以此推校，断可知矣。夫古方垂法，以示极量，今除急下急温而外，自可量人强弱，消息与之，亦何嫌于过重难用乎。若激而就轻，吾见医师之怯弱者，伤寒用麻黄，霍乱用熟附子，各以七分五分为准，未见其能起病也。

散剂方寸匕者，以古一升立方十六寸又二百分，容黍之重十两，今为二两五钱，准之方寸匕，当容今称一钱五分四厘强。然钞药不落者，势非正方，必斜解立方为堑堵形，乃得成匕，是居立方一寸之半，容今称七分七厘强也。若如药升之式，作方寸匕，上径一寸，下径六分，深八分，依方亭术，实积五百二十二分，重今八分强，视堑堵者亦增无几耳。一钱匕者，谓以五铢钱钞药适满也。据《同度记》今一两为古九十五铢又十三黍，是五铢钱重今五分有奇，药入轮廓，得以不落，使药积钱积相等。草木之重视铜质不过及半，则今当以二分五厘约之，其半钱匕及《千金》所谓钱五匕，当以一分二厘五豪约之也。其宋人所谓钞五钱匕者，则是开通元宝五钱之重，实非钱匕。所谓一字者，则四分开通元宝一钱之重，亦非以其钱之一字钞之。宋时一字为二分五厘，当今二分稍强也（宋人煮散之法，不论方剂大小，大抵以五钱为准，用之往往失效。如大青龙汤麻黄六两，视麻黄汤麻黄三两者加倍，是以谓之峻剂。若皆用五钱煮散，两方麻黄皆不过一钱六分，则无缓急之异矣）。

本草序例：凡散药有云刀圭者，十分方寸匕之一，准如梧桐子大也。方寸匕者，作匕正方一寸，钞散取不落为度。一撮者，四刀圭也。十撮为一勺，十勺为一合。按方寸匕十分之一，当方一百分，以方寸匕堑堵故半之，当方五十分，开立方约三分七厘，较梧桐子则大矣。一撮为四刀圭，十撮为一勺，是一勺当四方寸匕，十勺为一合，是一合当四十方寸匕，汉升不过积十六方寸有奇，今此四十方寸匕，以堑堵半之，已积二十方寸，是合反大于升。《千金》序例两勺为一合，两勺亦积四方寸，犹视汉合二倍而赢，以是知隐居、思邈过误甚多。然药升之不以代常升，则因其本文推核可知。

本草序例：凡丸药有云如细麻者，即胡麻也。如大麻子者，准三细麻也。如胡豆者，即今青斑豆是也，以二大麻子准之。如小豆者，今赤小豆也，粒有大小，以三大麻子准之。如大豆者，以二小豆准之。如梧子者，以二大豆准之。如弹丸及鸡子黄者，以十梧子准之。唐本注驳之曰：弹丸同鸡子黄，此甚不等，因谓鸡子黄准梧子大者四十丸，此足为隐居诤臣矣。然梧子二倍大豆，以今验之，亦非谛实。大豆即今黄黑豆，视赤小豆不止二倍，而梧子反视大豆为小，此之颠倒，盖众口肤受使然，非事实也。

古今分剂最可疑者，《要略》妇人病中大黄甘遂汤是也。甘遂悍毒，亚于巴豆。大陷胸汤丸中甘遂各不过一钱匕，今之二分五厘也，十枣汤以甘遂、大戟、芫花三物等分，强人服一钱匕，合此三毒物之分剂，亦与陷胸中一物同量尔。《要略》痰饮咳嗽病中甘遂半夏汤，甘遂大者三枚，已疑其重，然尚有甘草制之。若大黄甘遂汤，甘遂二两顿服，于今当得五钱，毒药攻病，未有猥重至是者。《千金》、《外台》未录其方，无可参考，恐必传写之误也(《要略》大黄消石汤，大黄消石各四两，顿服。各当今衡一两，亦嫌过重）。

西医用药有极量，此土杏仁、桃仁皆有毒之物，杏仁极量至七十粒，见麻黄汤。以今称平之，杏仁四十粒约重五钱，七十粒则八钱七分五厘，分三服则一服三钱稍弱也。桃仁极量至五十粒，见桃核承气汤。以今称平之，桃仁五十粒重三钱五分，唯大黄牡丹汤顿服，若桃核承气汤分三服，则一服一钱一分六厘有奇也。今人用杏仁有至四五钱者，而桃核于常病中亦用至二三钱，甚非法也。

复次，《九章算术》称穿地四，为坚三，为壤五。今以米作粉，米三升得粉二升，米在升中，间多空隙，粉则泯然无罅，而粉剂反轻于米剂者，则坚壤异也。前云方寸匕容散重七分七厘强者，以汉升法容米之重转比今称得之，然散固粉剂，视米剂应减三分之一，则方寸匕容今称五分一厘强尔。其药物之与五谷，轻重亦不尽等，然大致宜如是。若有石药，宜仍以七分七厘强为率（以量容米、黍稷、稻粱，体既不同，完粟脱粟，弥复悬绝。故轻重之率，不可以容量大小一概齐之。今者依汉言汉，且以秬黍一合重一两一升重十两为率，再以完米及粉相校，大致或不相远，而石药当增重）。